CLIFFORD OPOKU-AFARI

Das Kohlenhydratkartell

Über die Diätkatastrophe, die
finsteren Machenschaften
der Zuckerlobby und Wege aus
dem Diätendschungel.

Inhalt

Vorwort von Clifford Opoku-Afari

Es macht mich stolz, nun erneut ein Vorwort für die mittlerweile dritte Auflage meines Buches zu schreiben. Das Interesse, mehr über die Zusammenhänge von Kohlenhydraten, Diabetes, Übergewicht und Herz-Kreislauf-Erkrankungen zu erfahren, scheint weiterhin konstant hoch zu sein. Wir alle, die wir zu diesen Themen Artikel und Bücher verfasst haben, haben meiner Einschätzung nach in den letzten Jahren gehörig dazu beitragen können, dass die Bevölkerung zumindest sensibler in Bezug auf den Umgang mit Kohlenhydraten hat werden können. Manchmal höre ich von Leuten, die diesbezüglich irgendwo ein paar flüchtige Informationen aufgeschnappt haben, die Phrase: »Ich esse keine Kohlenhydrate mehr!« Um es gleich vorweg zu nehmen – das ist nicht das, worum es geht.

In diesem Buch empfehle ich einen maßvollen und sensiblen Umgang mit Kohlenhydraten, nicht den kompletten Verzicht und die Verteufelung derer. Wieso und weshalb wird in diesem Buch von mir erklärt. Zusätzlich zeige ich die Hintergründe auf und diskutiere die Verstrickung von Industrie und dem Gesundheitssystem. Denn obwohl sich in den vergangenen Jahren in einigen Kreisen etwas bewegt hat, sprechen sich Fachgesellschaften immer noch für den fleißigen Verzehr von Brot, Müsli und Co. aus. Ungeachtet der mittlerweile wirklich erstklassigen Datenlage, aus der zum Beispiel unter anderem hervorgeht, wie sich die ständige Getreidefutterei negativ auf Blutwerte, das Diabetesrisiko und Übergewicht auswirkt. Doch diese Erkenntnisse machen selten die Runde.

Lieber berichtet die Presse darüber, wie schlecht doch angeblich die Studienlage zu Low-Carb sei und wie unsicher die möglichen Erfolge einer solchen Diät. Macht man sich etwa einmal die Mühe, den Begriff Low-Carb zu googeln, wird schnell klar, warum die meisten Menschen in Bezug auf Ernährung völlig verunsichert sind. Von »die beste Diät überhaupt« bis hin zu »Low-Carb-Diäten schaden nur der Gesundheit« ist alles an Meinung vertreten. Leser fragen sich dann häufig: Was davon stimmt denn nun? Meine Empfehlung lautet dabei stets, es doch einfach selbst auszuprobieren. Dem Ganzen sechs bis acht Wochen eine Chance geben und danach selbst beurteilen, ob es einen merklichen Unterschied gibt.

Und die meisten derer, die ich kennengelernt habe, berichten nicht nur positiv, sondern begeistert von einer Ernährungsumstellung nach Low-Carb! Besserer Schlaf, mehr Energie, weniger Heißhungerattacken, Reduktion von Körperfett, bessere Konzentrationsfähigkeit, und auch der Hausarzt bestätigt meistens, dass sich die Blutwerte nach langer Zeit wieder im Soll befinden. Was will man mehr? Wenn sich diese oder andere positive Effekte einstellen, spielen doch Untersuchungsergebnisse von Universitäten für den Einzelnen gar keine große Rolle mehr. Dennoch habe ich quasi zur wissenschaftlichen Beweisführung etliche Studien zitiert, um meine Aussagen entsprechend zu belegen.

Ich wünsche nun beim Lesen dieses Buches viel Spaß und reichlich Erkenntnis.

Ihr Clifford Opoku-Afari

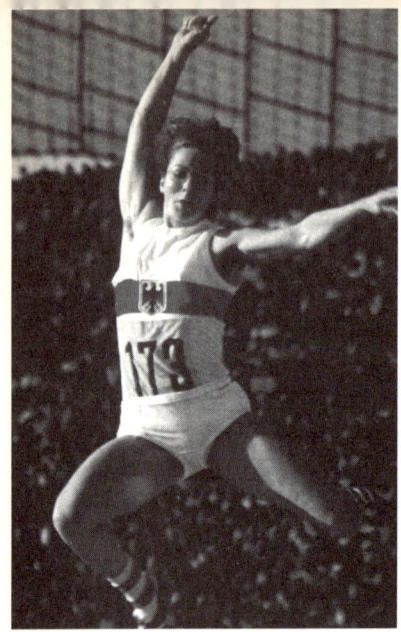

Die zweifache Olympiasiegerin 1972 (im Weitsprung und als Schlussläuferin der 4 x 100 m-Staffel), vierzigfache Deutsche Meisterin und mehrfache Welt- und Europameisterin in ihren Spezialdisziplinen Weitsprung, Fünfkampf und Sprint, wurde 1970 und 1972 als Sportlerin des Jahres ausgezeichnet. 1973 beendete sie ihre aktive Laufbahn. Sie blieb dem Sport treu und schlug eine erfolgreiche Karriere als Sportfunktionärin im Deutschen Leichtathletikverband ein: als Präsidentin des Bewerbungskomitees für die Olympischen Spiele an Rhein und Ruhr, als stellvertretende Vorsitzende der Sportstiftung NRW und seit 2002 als persönliches Mitglied im NOK. Darüber hinaus leitet sie ein Unternehmen für Ernährungswissenschaften und mehrere Fitness-Studios.

Vorwort von
Heide Rosendahl

Als Leistungssportlerin habe ich mich während meiner aktiven Laufbahn vor mehr als 40 Jahren stets um die richtige Ernährung bemüht. Bereits damals schätzten wir die Bedeutsamkeit ausgewogener Kost, um die Leistungsfähigkeit bis zum Maximum ausschöpfen zu können. Denn das körperliche Training ist nur einer von mehreren für den Erfolg ausschlaggebenden Faktoren. Zum damaligen Zeitpunkt galt unter Experten und Sportlern die Meinung, dass zum Aufbau von Kraft und Schnelligkeit viel Fleisch notwendig sei.

Dem darin enthaltenen Protein wurde eine wichtige Grundlage für sportliche Leistung und Regeneration zugewiesen. So bestanden meine damaligen Mahlzeiten aus Unmengen Rindersteaks und frischen Salaten. Jahre später wurde durch die Medien verbreitet, anstelle von proteinhaltiger Nahrung sollten Sportler hauptsächlich Kohlenhydratquellen essen. Brot, Nudeln und Müsli wurden als Fitmacher gepriesen und viele nach mir aktive Sportler folgten diesen Ernährungsempfehlungen. Die Aussagen klangen logisch und nachvollziehbar. Die energieliefernden Kohlenhydrate als Hauptbestandteil der Ernährung zu integrieren, ist daher vor allem im Leistungssport gelungen.

Ich fragte mich gelegentlich, ob meine sportlichen Ergebnisse noch steigerungsfähig gewesen wären, hätte ich damals ebenso wie viele heutige Sportler den Kohlenhydratanteil meiner Kost erhöht. Als Inhaberin mehrerer Fitness- beziehungsweise Gewichtsreduktionsanlagen beschäftigte ich mich immer wieder mit dem Thema Diät und gesunde Ernährung. Interessiert verfolgte ich Diskussionen und registrierte die Verunsicherung vieler Menschen in Anbetracht der zahlreichen Diätkonzepte.

Heute kehrt die Ernährungswissenschaft zum Teil zu »alten« Essgewohnheiten zurück, indem sie sich nach langjähriger Kohlenhydratbefürwortung wieder den Proteinquellen widmet. Durch dieses Buch erfuhr ich nun mehr über die neuen Erkenntnisse der Ernährungslehre, und dass die Low-Fat-High-Carb-Ernährung lange schon umstritten ist. Es scheint, als hätten wir früher beim Essen doch Vieles richtig gemacht.

Herzlichst,

Ihre Heide Ecker-Rosendahl

Keine Kekse mehr fürs Krümelmonster

Zahlreiche immer dicker werdende Kinder in den USA haben die Sesamstraße-Produzenten dazu bewogen, dem blaufelligen Liebling vieler Kids eine »Diät« zu verpassen.

»Keine Kekse mehr fürs Krümelmonster« [1], so die Überschrift eines Artikels in der Ärzte Zeitung in der ersten Hälfte des Jahres 2005. Zahlreiche immer dicker werdende Kinder in den USA haben die Sesamstraße-Produzenten dazu bewogen, dem blaufelligen Liebling vieler Kids eine »Diät« zu verpassen. Statt wie gewohnt Unmengen Kekse zu verschlingen, soll das Krümelmonster via Fernsehschirm nun verstärkt vorbildliche Ernährung vorleben ...

Es scheint, als würde man mittlerweile recht tief in die Trickkiste greifen müssen, um das weltweite Gesundheitsproblem Nummer eins im Zaum halten zu können. [2] Das, was in Fachkreisen schon seit Langem als globale Epidemie bezeichnet wird, findet sich auch in unseren Kreisen in jeglichen Formen und Ausprägungen, bei Frauen und Männern jeden Alters. Das Problem Übergewicht hat heute Ausmaße erreicht, wie sie vor ein paar Jahrzehnten kaum vorstellbar waren. Es zieht einen Rattenschwanz gesundheitlicher und sozialer Probleme nach sich. Und nicht nur das Krümelmonster aus der Sesamstraße ist (unfreiwillig) um eine gesunde Ernährung bemüht. Hierzulande wird diätet was das Zeug hält, um den unliebsamen Pfunden zu Leibe zu rücken. Neujahr, Frühlingsbeginn oder der anstehende Sommerurlaub werden allzu gerne als passende Gelegenheit angesehen, sich auf die Suche nach einer geeigneten Diät zu begeben.

Dabei verirrt sich so mancher Abnehmwillige im regelrechten Diät-Dschungel, der von Low-Fat und Trennkost, über South Beach Diet und GLYX bis hin zur LOGI-Methode und Atkins-Diät eine große Auswahl möglicher Diätformen bereithält. Ein und dasselbe Ziel, aber Hunderte verschiedener Wege führen nicht selten zu großer Verunsicherung. Schlank wird dabei nur der Geldbeutel.

Auch die Wissenschaft scheint keine wirkliche Hilfe leisten zu können, nur allzu häufig revidieren die Experten ihre Meinung. Was heute noch als Wahrheit gilt, wird morgen schon wieder als »Lüge« entlarvt. Erschwerend kommt hinzu, dass gerade Ernährungsphilosophien stark von wirtschaftlichen Interessen geprägt sind.

»Jeder erzählt etwas anderes« ist typischer Ausdruck verzweifelter Abnehmwilliger, die sich mit großem Aufwand aus dem Dilemma zu befreien versuchen. Nicht selten bleiben viele dabei im tiefen Diätendschungel stecken. Statt schwindender Pfunde und engerem Gürtel bleiben Ratlosigkeit und Verzweiflung zurück.

Ein Hauptmerkmal zahlreicher Abspeckkuren ist die Reduktion des Fettanteils. [3] »Ich nehme nicht ab, obwohl ich doch kaum noch Fett esse«, hörte ich in den letzten Jahren dutzende Male von Teilnehmerinnen und Teilnehmern in Gewichtsreduktions-Seminaren. Fetteinsparen ist genau das, was klassisch ausgebildete Ernährungsberater von ihren Kunden erwarten – nur so recht funktionieren will es offensichtlich nicht. Deswegen setzte ich mich irgendwann mit der Frage auseinander, warum denn gängige Ernährungsempfehlungen nicht wirken.

Und betrachtete auch die Außenseiter-Diäten genauer. Die Konzepte derjenigen, die die Low-Fat-Anhänger als unwissend und deren Ernährungsweise als schädlich darstellten. Fans der »Außenseiter«-Ernährung erfreuten sich an Fleisch, Eiern, Butter und Speck – und gleichzeitig an ihren purzelnden Pfunden. Fett essen, um Fett zu verlieren, klang verführerisch und unwirklich zugleich. Und ich, der ich mich in Theorie und Praxis über Jahrzehnte an fettarme und kohlenhydratreiche Kost gewöhnt hatte, suchte fieberhaft nach wissenschaftlichen Hintergründen der Fett-Eiweiß-Diäten. Ich durchforstete etliche wissenschaftliche Untersuchungen und Abhandlungen zu diesem Thema, doch gesundheitliche Risiken oder Ähnliches waren kaum auffindbar. Sollte die Schlussfolgerung nun doch darin liegen, dass Fett gar nicht fett und krank macht?

Durch Zufall stieß ich vor Jahren auf ein Buch des französischen Diätexperten Michel Montignac. Seine Überzeugung bewegte mich dazu, die heiß geliebten Kohlenhydrate kritischer zu betrachten. Je mehr ich las, umso unruhiger wurde ich. Hatte doch gerade ich als disziplinierter Leistungssportler Unmengen Kohlenhydratträger verschlungen. Über Jahre bestritt ich 70 Prozent meiner täglichen Energieaufnahme mit Brot, Müsli, Reis und Nudeln; Heißhungerattacken und Magenprobleme habe ich stets dezent übersehen. Ähnlich wie bei mir muss das Dogma Low-Fat auch bei vielen anderen Menschen und besonders bei Ernährungsberatern gewirkt haben. Fett und Cholesterin als Krankmacher zu akzeptieren, hatte auf ganzer Linie funktioniert. Die Praxis lehrte mich jedoch eines Besseren! Sie offenbarte, dass fettarme Kost in vielen Fällen sogar gesundheitliche Nachteile mit sich bringen kann (und auch meine eigene Leistungsfähigkeit war mit reichlich Kohlenhydraten bei Weitem nicht so hoch, wie sie heute mit eiweißbetonter Kost ist). Also begann ich zunächst meine eigene Ernährung und nachfolgend die meiner Klienten umzustellen.

Schon vor Jahren kündigten Wissenschaftler diese Ernährungsrevolution an: weniger Kohlenhydrate, dafür mehr Fett und Eiweiß. Die Ergebnisse waren mehr als zufriedenstellend: lang anhaltende Sättigung, höhere Leistungsfähigkeit, stärkeres Immunsystem, Reduktion von Körpergewicht bei Übergewichtigen, Vermeidung von Heißhungerattacken sowie Stabilisierung von Blutzuckerwerten bei zahlreichen Diabetikern. Was ich in früheren Tagen nie gewagt hätte auszusprechen, gab ich nun meinen Klienten als dringliche Empfehlung an die Hand: »Essen Sie Käse, Nüsse oder Thunfischsalat ohne Baguette anstelle von Brot als Zwischenmahlzeit.« Begeistert von der »neuen« Ernährungsphilosophie war ich gleichermaßen erzürnt, dazu nie etwas in ernährungsmedizinischen Vorträgen gehört zu haben. Ich wollte mehr darüber wissen, warum nach wie vor die fettarme Ernährung empfohlen wird, obwohl gleichzeitig die Anzahl Diabeteskranker und Übergewichtiger fortwährend neue Höchststände erreicht. Sollte es sich herausstellen, dass die offiziellen Ernährungsempfehlungen nicht annähernd das halten können, was sie versprechen? Das käme einer Katastrophe in der Ernährungslehre gleich. Tatsächlich ist die erschütternde Nachricht, dass die Wissenschaft offensichtlich einen Fehler begangen hat.

FETT ALS KRANK- UND DICKMACHER ZU BEZEICHNEN HAT SICH ALS GRÖSSTER FLOP DER ERNÄHRUNGSLEHRE ERWIESEN

Darüber zu berichten, war mein Antrieb für dieses Buch. Bei der Recherche hierzu musste ich feststellen, dass unzählige weitere Diätformen beziehungsweise Aussagen über »gesunde Ernährung« einer näheren Überprüfung nicht standhielten. Ich entdeckte dabei, dass es genügend Ansatzpunkte gibt, um unter anderem die rasante Ausbreitung von Diabetes und Übergewicht erklären zu können. Viele Diät- und Ernährungsempfehlungen stellten sich als gänzlich ungeeignet heraus, um Krankheiten zu beseitigen. Trotzdem halten viele Ernährungswissenschaftler und Berater an ihren Aussagen, die man einst für richtig hielt, fest. Fehler zuzugeben scheint nicht denkbar, ihr Ziel ist, die »Diätrevolution«, wie Dr. Atkins sie einst getauft hat, aufzuhalten.

Dieses Buch soll Ihnen nun einen weiteren Beitrag liefern, ein für meine Begriffe sinnvolles Ernährungskonzept zu beschreiben, indem es das heute Gültige als fehlerhaft entlarvt. Es gibt bekanntlich verschiedene Wege, die zum tatsächlichen Abnehmerfolg führen können. Aber so mancher ist schon vor dem Start zum Scheitern verurteilt, weil er die Grundgesetze des Stoffwechsels missachtet. Je intensiver man über diese Gesetzmäßigkeiten nachdenkt, umso verständlicher wird, dass es auch für uns eine artgerechte Ernährung geben muss. Eine, die bei nahezu jedem wirkt, da wir alle mit ähnlichen körperlichen Merkmalen ausgestattet sind. Die im Verlaufe des Buches beschriebene sinnvolle Diät ist eine Option – wahrscheinlich eine gute und äußerst effektive – die sich bewährt hat.

Zahlreiche Autoren und Wissenschaftler haben die Grundzüge dieser Ernährung zum Teil schon vor Jahrzehnten mit überzeugenden Ausführungen beschrieben. Montignac, Lutz, Atkins, Cordain, Willett und Worm sind Autoren, deren Weitsichtigkeit ich meine eigene kritische Haltung zu verdanken habe.

Dieses Buch soll Ihnen zu neuer Vitalität und Gesundheit verhelfen, indem Sie sich danach so ernähren, wie Ihr Körper es tatsächlich benötigt.

Die Folgen moderner Ernährung

Zehn oder mehr Diäten im Laufe eines Lebens auszuprobieren, ist für viele Übergewichtige keine Seltenheit. Ist der Leidensdruck groß genug, werden selbst die nicht zum Abnehmen gedachten Heilfastenkuren zum Abspecken missbraucht. Über mehrere Wochen können ungeahnte Energien freigesetzt werden – gefolgt vom Frust über den erneuten Jo-Jo-Effekt. Nie stirbt die Hoffnung, vielleicht beim nächsten Mal, mit einer neuen Diät-Methode den gewünschten Erfolg herbeiführen zu können. Viele vergessen hierbei, dass stark kalorienreduzierte Diäten den Körper auf Dauer eher dazu zwingen, an seinen Fettreserven festzuhalten.

Zwar leben wir in einer Überflussgesellschaft, unser genetisches Programm ist aber auf durch Hungersnöte geprägte Zeiten eingestellt: Wenn es nichts zu essen (= Energie) gibt, dürfen auch die körpereigenen Energiereserven nicht verschwendet werden. Eine Strategie, die uns Menschen das Überleben in mageren Zeiten ermöglicht. Energiefressende Muskelmasse wird dann einfach über Bord geworfen und Stoffwechselaktivitäten werden aufs Nötigste gedrosselt. Gleiches geschieht bei sich ständig wiederholenden extrem kalorienreduzierten und einseitigen Diäten, denn diese stuft der Organismus als Notzeiten ein. Der ausgehungerte und mangelversorgte Körper wartet sehnlichst auf bessere Zeiten; und sobald sich diese einstellen – zumeist nach mehrwöchiger Fastenphase – nutzt der Körper die angelieferte Energie zum Aufbau neuer Reserven.

Viele Menschen haben bis heute nicht verstanden, in Einklang mit ihrem Körper zu leben und seine Bedürfnisse zu erfüllen. Dazu gehören wohl kaum radikale Abmagerungskuren, die jährlich mehrfach wiederholt werden. Zu hohe Energieaufnahme gefolgt von drastischem Kaloriensparen, zu geringer Energieverbrauch mangels Bewegung und unregelmäßige Mahlzeiten sind Gründe dafür, dass immer mehr Männer und Frauen dick werden. Und oft noch dicker, weil letztlich auch viele Diätkonzepte zu wünschen übrig lassen.

IMMER NEUE ERNÄHRUNGSTIPPS STIFTEN VERWIRRUNG – OFT OHNE JEDE FUNDIERTE GRUNDLAGE [1]

Mehrere Jahrzehnte hält sich schon die Annahme, Übergewicht und Herz-Kreislauf-Erkrankungen würden durch zu viel Nahrungsfett hervorgerufen. Kohlenhydrate hingegen seien die Fitmacher Nummer eins, laut einschlägigen Aussagen von Industrie, Werbung und Gesundheitsorganisationen. Der Konsum von Low-Fat- und Light-Produkten gehört deswegen heute zum guten Stil. Das mittlerweile geschulte Auge des Konsumenten achtet strikt auf Lebensmittel mit niedrigem Fettanteil. Cholesterin- und fett- beziehungsweise eiweißreiche Lebensmittel werden als gesundheitsgefährdend, der regelmäßige Verzehr von Fleisch und Eiern als kritisch eingestuft. Aktuelle Ernährungsempfehlungen raten, den Fleischkonsum auf maximal zwei Portionen pro Woche zu beschränken; Sahne, Butter oder Nüsse werden zumeist gar nicht erst erwähnt. Allein der Hinweis »kalorienarm« oder »fettreduziert« auf der Produktpackung lässt gutgläubige Kunden beruhigt ins Supermarktregal greifen. Zusätzlich werden Reis, Nudeln, Kartoffeln und Vollkornprodukte von der Bevölkerung als angeblich wichtigste Nahrungsbestandteile akzeptiert.

Denn die komplexen Kohlenhydrate sollen nach Expertenaussagen ein lang anhaltendes Sättigungsgefühl vermitteln und obendrein noch eine schlanke Linie bewahren. Funktioniert das wirklich? Bisher hat diese Ernährungsweise den rasanten Anstieg von Zivilisationskrankheiten nicht aufhalten können. Neben westlichen Staaten wie Deutschland und den USA werden zurzeit verstärkt auch die asiatischen Staaten von Diabetes und Übergewicht heimgesucht. [2] Übergewicht wird mittlerweile als globale Epidemie eingestuft, rückläufige Entwicklungen sind noch lange nicht in Sicht. Es erstaunt schon ein wenig, dass es trotz umfangreicher Gesundheitsaufklärung bislang nicht gelingt, diese Probleme einzudämmen. Zweifelsohne kommt der (richtigen) Ernährung eine bedeutsame Rolle bei der Reduzierung von Übergewicht zu. Doch wie muss sie aussehen, eine solche Ernährung? Das Problem aktueller Empfehlungen liegt zum Teil darin, dass sie festgelegte Programmierungen des menschlichen Stoffwechsels nicht berücksichtigen. Wir ernähren uns entgegen unserer eigentlichen Genetik und lassen zusätzlich unseren Bewegungsapparat durch Inaktivität verkümmern. Manche »Ernährungssünden« würden wahrscheinlich kaum ins Gewicht fallen, wäre ausreichende Bewegung fester Bestandteil des Alltags. Schokolade und Pizza machen sich bei Schreibtischtätern mit minimalem Energieverbrauch schließlich deutlicher bemerkbar als bei sportlich Aktiven. Der Lebensstil in westlichen Kulturen hat sich so schnell und drastisch verändert, dass unser Stoffwechsel nicht mehr mitkommt. Gerade deswegen scheinen regelmäßige Bewegung und ein Essverhalten, das die Grundzüge jahrtausendealter Ernährungsgewohnheiten beinhaltet, umso wichtiger.

Warum jede Diät erst einmal wirkt!

Die Gewichtsreduktion ist in erster Linie vom Verhältnis von Energiezufuhr und Energieverbrauch abhängig. Das sogenannte erste Gesetz der Thermodynamik beschreibt, dass Energie eigentlich nie verloren geht. Ist die Energiebilanz negativ (Energieverbrauch > Energiezufuhr) nimmt man ab, ist sie positiv (Energiezufuhr > Energieverbrauch) legt man an Gewicht zu. Ein Beispiel: Der tägliche Energiebedarf einer Büroangestellten liegt bei circa 2.000 Kilokalorien. Hält diese Dame nun eine kalorienreduzierte Diät mit 800 Kilokalorien am Tag ein, entsteht ein Defizit von täglich 1.200 Kilokalorien. Dieser »Energiemangel« wird unter anderem durch den Abbau von Fettgewebe zur Energiegewinnung ausgeglichen. Dabei ist es zunächst fast egal, ob die zugeführten 800 Kilokalorien hauptsächlich aus Kohlenhydraten, Fetten oder Eiweiß stammen.

Da Nahrungsfett mit neun Kilokalorien pro Gramm im Vergleich zu Kohlenhydraten oder Eiweiß (jeweils vier Kilokalorien pro Gramm) mehr als doppelt so viel Energie liefert, scheint die Reduktion des Fettanteils in Mahlzeiten eine sinnvolle Strategie zur Einsparung von Energie zu sein. Viele Diätkonzepte basieren deswegen auf der klassischen Low-Fat-Philosophie. Ganz so simpel ist es aber nicht: Nicht jeder, der weniger isst, nimmt dadurch ab. Schlimmer noch: Viele Menschen legen trotz verringerter Mahlzeitenportionen (FdH) sogar noch Fettpolster zu. Die typische Theorie »Eine Kalorie ist eine Kalorie« scheint theoretisch logisch, erweist sich aber in der Praxis oft als unbrauchbar. Warum? Zum einen, weil ein bedeutsamer Unterschied in der Verstoffwechselung energieliefernder Nährstoffe besteht: Während einer eiweißreichen Diät ist der Energieverbrauch für die Verdauungsarbeit zum Beispiel um zwölf Prozent höher als bei einer kohlenhydratbetonten Diät. [3] Es gelingt demnach allein durch die Umverteilung der energieliefernden Nährstoffe Eiweiß, Fett und Kohlenhydrate, den Stoffwechsel zu höherem oder niedrigerem Energieumsatz anzuregen.

Trotzdem bedeuten diese Erkenntnisse nicht, dass die Füße weiter auf der Couch und die Turnschuhe im Kleiderschrank verweilen können, weil schon allein die Umverteilung der Nährstoffe zur Traumfigur führt. Langfristig ist es mitentscheidend, den Energieumsatz durch Bewegung und Aktivität anzukurbeln, um den Körper zum Abbau seiner Fettreserven anzuregen. Aber eben idealerweise unter Berücksichtigung einer sinnvollen Nährstoffverteilung! Eine Ernährungsform, die ein hohes Nahrungsvolumen (und damit wenige Hungergefühle) und gleichzeitig eine geringe Energiedichte (zum Erzielen der negativen Energiebilanz) bietet, erweist sich als geeignete Diätform. Sie kann genau das, was Pizza, Fast Food und Schnellimbiss nicht leisten ...

Warum Schokolade nicht dick und Tomate nicht schlank macht

Es ist eine aberwitzige Behauptung, dass Schokolade dick mache; für sich betrachtet ist sie schlichtweg falsch. Würde man jemandem nicht mehr zu essen geben als eine Tafel Schokolade pro Tag, dann würde diese Person vermutlich davon abnehmen. Warum? Schokolode liefert pro Tafel (100 Gramm) circa 550 Kilokalorien, was nicht annähernd den durchschnittlichen Tagesbedarf eines erwachsenen Menschen deckt. Würde man aber noch drei weitere Tafeln pro Tag drauflegen, sieht die Angelegenheit schon anders aus ... Soll heißen, dass selbstverständlich kein Lebensmittel dieser Welt an sich dick macht. Die Menge ist das ausschlaggebende Kriterium. Theoretisch ließe sich mit Tomaten nämlich auch Gewicht zulegen. Dafür müsste man aber schon mehr als 10 bis 15 Kilogramm am Tag davon futtern, da ein Kilogramm dieses Gemüses nur 170 Kilokalorien enthält.

Ganz offensichtlich gelingt es daher nicht, mit Tomaten aufgrund ihres geringen Energiegehaltes mehr Energie zuzuführen, als man verbraucht. Das ist mit Schokolade dann schon bedeutend einfacher, denn in 100 Gramm Schokolade steckt circa 32-mal mehr Energie als in einer vergleichbaren Menge Tomaten. Um für eine erfolgreiche Gewichtsreduktion weniger Energie zu liefern als verbraucht wird, eignen sich Tomaten in großen Mengen natürlich um Längen besser als Schokolade. Man kann aber folglich sogar mit Schokolade abnehmen, solange die verdrückte Menge relativ gering ist. Entscheidend ist nicht, dass Schokolade verzehrt wird, sondern ihre Menge und wie viel Energie noch zusätzlich zugeführt wird. Gleiches gilt auch für alle anderen Nahrungsmittel.

Anmerkung: Der Begriff »Diät« stammt aus dem Griechischen und bedeutet so viel wie »Lebensstil« oder »Einstellung«. Grundsätzlich hat Diät nichts mit ungesunden Abmagerungsmethoden und einseitigen Ernährungsformen zu tun. Vielmehr geht es daher in diesem Buch um das Finden einer Diät im Sinne sinnvoller Ernährung, die den Bedürfnissen des menschlichen Körpers entspricht.

War früher alles besser?

Immer wieder war in den letzten Jahren von der sogenannten »Steinzeit-Diät« die Rede. Wieso eigentlich? Damit ist unsere heutige Ernährung doch gar nicht mehr vergleichbar. Eben drum!

Der Hintergrund: Paläontologen fanden heraus, dass sich das genetische Material der heute lebenden Bevölkerung im Wesentlichen über mehrere Jahrtausende nicht verändert hat. Das bedeutet: Unser Stoffwechsel reagiert auf Nahrungsmittel eigentlich noch genauso wie bei den Flintstones! [1] Um das zu verdeutlichen, wird der bekannte Spruch »Der Mensch ist, was er isst« gerne abgewandelt in »Der Mensch ist, was er aß!« – um zu betonen, dass unsere Verdauung und der Stoffwechsel heute noch immer von den Ernährungsgewohnheiten unserer Urahnen geprägt sind. Sie »ticken« nach wie vor nach diesem alten Muster. Allerdings haben sich unsere Essgewohnheiten stark verändert. Die Ernährung unserer Urahnen bestand hauptsächlich aus fettem Fisch, magerem Fleisch, Früchten, Gemüse, Nüssen und Wurzeln. An Zucker, Baguette, Vollkornbrötchen, Haferflocken, Kartoffelsalat oder Nudelpfanne war noch gar nicht zu denken. Erst vor circa 10.000 Jahren, als die Menschen begannen, Getreide anzubauen, löste kohlenhydratreiche Kost die bislang eiweiß- und fettbetonte Ernährung ab. Die ökonomischen Vorteile des Ackerbaus liegen auf der Hand: Er versetzte die Menschen in die Lage, große Nahrungsmengen selbst zu produzieren. Das befreite sie aus der Abhängigkeit, beim Jagen und Sammeln erfolgreich sein zu müssen.

Dieser bedeutsame Wandel der Nahrungsinhalte stellt sich heute als großer Nachteil dar. Schätzungsweise 55 Prozent der heute verbreiteten Lebensmittel waren zu Zeiten der Neandertaler unbekannt. [2] Mittlerweile bringen etliche Untersuchungen die Entstehung und die rasante Ausbreitung von Übergewicht, Diabetes und Bluthochdruck mit einer nicht für uns geeigneten Ernährung und unzureichender Aktivität in Zusammenhang. [3] Zu schnell verlief die kulturelle Entwicklung der letzten Jahrtausende, womit unser Körper nicht Schritt halten konnte. [4] Zu kurz war diese Zeitspanne, als dass sich der menschliche Stoffwechsel an die neuen Lebensumstände hätte anpassen können.

Mit dem Siegeszug der Ackerbauwirtschaft geriet das über Jahrtausende nahezu gleich gebliebene Verhältnis von Fetten, Eiweiß und Kohlenhydraten völlig aus dem Takt. Heutzutage wird den Lebensmitteln der Kohlenhydratfraktion – Reis, Kartoffeln und Getreideprodukte – sogar der höchste ernährungswissenschaftliche Nutzen zugesprochen. Fett hingegen wird allgemein als ungünstig bezeichnet. In Anbetracht menschlicher Entwicklungsgeschichte eine äußerst rätselhafte Gewichtung. Kohlenhydratreiche Nahrung liefert hauptsächlich Energie für die Muskelarbeit. Hätte irgendjemand reichlich von diesen Energielieferanten brauchen können, dann wären es sicher unsere Jäger- und Sammler-Vorfahren gewesen. Das Dilemma heutiger Wohlstandsgesellschaften liegt allerdings in eher mangelnder Muskelaktivität. Größere Kohlenhydratmengen sind da eigentlich völlig unnütz; das gilt auch für große Mengen Kohlenhydrate aus »gesundem« Vollkornbrot. Zusätzlich wurde das Kohlenhydratproblem im letzten Jahrhundert durch die Einführung von raffiniertem Zucker und hoch ausgemahlenen Mehlsorten noch einmal deutlich verstärkt.

Unser Körper benötigt Nährstoffe, die er schon lange kennt: Tierische Eiweiße und Fette zum Beispiel kann unser Stoffwechsel ohne Komplikationen verarbeiten. Eine Vielzahl moderner Ernährungskonzepte verschweigt diese Aspekte der Entwicklungsgeschichte und drängt tierische Nahrung in die Ecke krankmachender Lebensmittel. Krankheiten in Hülle und Fülle sind auch der Grund, warum moderne Ernährungsempfehlungen vermehrt kritisiert werden. Denn weder konnte kohlenhydratreiche Kost die Entstehung von Zivilisationskrankheiten verhindern noch deren Ausbreitung stoppen. Und wie immer, wenn etwas nicht funktioniert, sollte man sich fragen, wie es besser geht. Man spricht heute von artgerechter Ernährung – von Nahrungsmitteln, die unserer genetischen Anpassung der letzten Jahrtausende entsprechen. In diesem besonderen Fall gilt es also tatsächlich, hin und wieder aufmerksam zurückzuschauen. Unsere Zukunft liegt in unserer diätetischen Vergangenheit! [6]

DER KÖRPER VERLANGT NACH DEN LEBENSMITTELN UND NÄHRSTOFFEN, DIE SCHON DIE HÖHLENMENSCHEN ASSEN

Eine artgerechte Ernährung müsste unter anderem reich an Vital- und Ballaststoffen bei gleichzeitig relativ geringem Energiegehalt sein. Bei unserer heutigen Ernährung verhält es sich oft umgekehrt: Durch den Gebrauch von Zucker und den Verzehr von vitalstoffarmen Junk-Food-Produkten werden viele Kilokalorien, aber nur wenige Vitamine und Mineralstoffe aufgenommen. [7] Auf der einen Seite führen wir damit überschüssige Energie zu, die in den Fettdepots abgespeichert wird. Auf der anderen Seite erzeugen wir einen Mangel an lebenswichtigen Mikronährstoffen. Einer der weltweit anerkanntesten Ernährungs- und Stoffwechselexperten Prof. Dr. Loren Cordain fand im Rahmen seiner Forschungsarbeiten heraus, dass der »Steinzeit-Diät« heute eine große Bedeutung bei der Prävention von Zivilisationskrankheiten zukommt. [8, 10] Cordain und sein Team von der Colorado State University widerlegten außerdem die Behauptung, dass Lebensmittel tierischen Ursprungs gesundheitliche Nachteile liefern würden. [9] Fleisch und gesättigte Fette wurden mittlerweile rehabilitiert und werden als wichtige Bestandteile jeder Mahlzeit empfohlen.

Eine bewusst zusammengestellte Ernährung sollte deshalb tierische Produkte enthalten. Wann immer es möglich war, machten diese den Löwenanteil der Speisen unserer Urahnen aus. [10,11] Anhand einiger Untersuchungen ließ sich errechnen, dass sich deren Mahlzeiten zu circa 38 Prozent aus Proteinen, zu fast 40 Prozent aus Fett und zu etwa 22 Prozent aus Kohlenhydraten zusammensetzten (gemessen an der Gesamtkilokalorienaufnahme pro Tag). [12]

Zum Vergleich: Die Deutsche Gesellschaft für Ernährung (DGE) empfiehlt für eine optimale Nährstoffverteilung 15 Prozent Protein, maximal 30 Prozent Fett und mindestens 55 Prozent Kohlenhydrate. Unter den diskutierten Gesichtspunkten wird deutlich, dass diese und andere aktuelle Ernährungsempfehlungen die falsche Richtung vorgeben. Bewegungsmangel verschärft diese Problematik. Aufzüge, Rolltreppen und Autos sind moderne Errungenschaften, die zwar die Bequemlichkeit fördern, aber genau dadurch den Muskelabbau und ein schwaches Herz-Kreislauf-System provozieren. Genauso wenig wie unser Stoffwechsel auf große Mengen Getreideprodukte eingestellt ist, ist unser Skelettsystem für dauerhafte Passivität und Bequemlichkeit geschaffen.

Fazit: Letztlich besitzt der Mensch genetische Vorgaben, die er nicht verleugnen kann. Bei Energiemangel hält der Körper an seinen (Fett-)Reserven fest, jede »freie« Kilokalorie aus Energieüberschüssen speichert er für Notzeiten in den Fettdepots. Diäten zur Gewichtsreduktion und immer gut gefüllte Speisekammern sind unserer Grundprogrammierung noch unbekannt: Unsere Zellen wissen nicht, dass wir im 21. Jahrhundert leben, für sie sind wir immer noch auf der Jagd nach einem Mammut ...! [13]

DER WANDEL DER NAHRUNGSINHALTE ÜBER DIE JAHRTAUSENDE

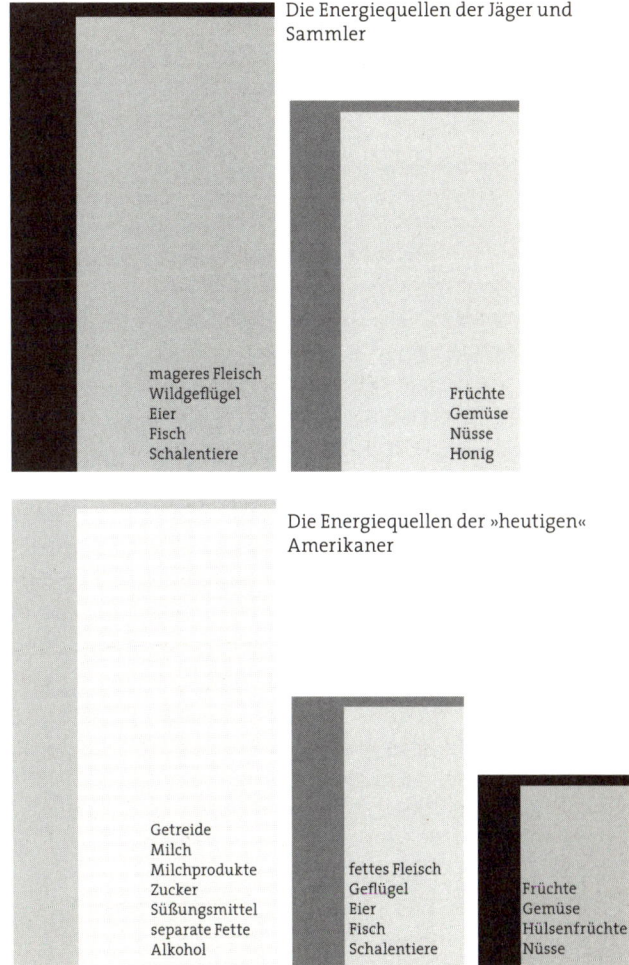

Die Energiequellen der Jäger und Sammler

mageres Fleisch
Wildgeflügel
Eier
Fisch
Schalentiere

Früchte
Gemüse
Nüsse
Honig

Die Energiequellen der »heutigen« Amerikaner

Getreide
Milch
Milchprodukte
Zucker
Süßungsmittel
separate Fette
Alkohol

fettes Fleisch
Geflügel
Eier
Fisch
Schalentiere

Früchte
Gemüse
Hülsenfrüchte
Nüsse

Grafiken modifiziert nach Eaton, S.B., Cordain, L. Old genes, new fuels [5]

Vegetarier oder Steakliebhaber?

Kaum eine Fragestellung hat Paläontologen, Biologen und Ernährungswissenschaftler in den letzten Jahrzehnten mehr beschäftigt, als die Frage, ob der Mensch von Natur aus eher ein Pflanzen- oder ein Fleischfresser sei.

Besonders der lang gehegte Vorwurf, Fett- und Cholesteringehalte tierischer Lebensmittel würden krank machen, ließ vegetarische Ernährungsformen als gesünder erscheinen. Im Zuge dessen wurde vom häufigen Verzehr tierischer Lebensmittel wie Fleisch abgeraten beziehungsweise die »zumutbare« Menge – wie beim Ei – auf wöchentlich zwei bis drei Stück beschränkt. Ob nun Fleisch als ein sinnvoller und erstrebenswerter Bestandteil menschlicher Ernährung gelten darf, erhitzt auch heute noch die Gemüter zahlreicher Gesprächsrunden. Neben der anthropologischen Fragestellung, für welche Kost der menschliche Stoffwechsel besser geeignet ist, weitet sich die Debatte gerne auf ethische und gesellschaftliche Aspekte aus. Das Ja oder Nein zum Fleischkonsum ist häufig eher eine Frage der Gesinnung. In diesem Zusammenhang betone ich, dass jede Art von sozialer Einstellung und Denkweise in unserer Gesellschaft akzeptiert werden sollte. Ich interessiere mich an dieser Stelle allerdings vorwiegend für die Frage, inwiefern der Fleischverzehr aus gesundheitlicher Sicht eine Berechtigung in der menschlichen Ernährung hat.

Saftiges Filet oder doch lieber nur Grünes?

Bei der Analyse unserer Anatomie fällt auf, dass wir Menschen im Vergleich zu fleischfressenden Raubtieren keine scharfen Reißzähne aufweisen, mit denen wir Fleischstücke aus Wild reißen könnten. Die Tatsache, dass wir Fleisch zu zerkauen versuchen, unterscheidet uns weiterhin deutlich von den meisten fleischfressenden Tieren. Diese schlucken die Fleischbrocken nämlich einfach in angemessenen Stücken herunter. An Pflanzennahrung scheint das menschliche Gebiss aber auch nicht optimal angepasst. Die für Pflanzenfresser typische Struktur der Zähne weisen wir nämlich nicht – mehr – auf. Dass bei uns bereits in der Mundhöhle stärkespaltende Enzyme (Amylase) produziert werden, spricht jedoch wieder für gute Anpassung an Pflanzenkost. Stellt sich nur die Frage, warum unserem Darm zum Beispiel cellulosespaltende Enzyme fehlen, wodurch es uns nicht gelingt, Ballaststoffe zu verwerten. Typische Pflanzenfresser wie zum Beispiel Rinder oder Pferde haben damit keine Probleme. Sie verfügen außerdem über entsprechend lange Därme und mehrere Mägen zur optimalen Verdauung von Faserstoffen aus Blättern etc. Der menschliche Magen-Darm-Trakt scheint für Pflanzennahrung zu kurz, für fleischhaltige Kost jedoch zu lang.

Zusätzlich fehlt uns ein für fleischverzehrende Lebewesen charakteristisches Enzym, die Uricase. [1] Dieses Enzym spaltet überschüssige Purine in leicht abbaubare Stoffwechselprodukte. Fehlt Uricase, verbleiben große Mengen ihres Abbauprodukts Harnsäure im Körper und müssen über Darm und Niere ausgeschieden werden. Ein zu hoher Harnsäurespiegel (Hyperurikämie) wird als Risikofaktor für die Entstehung von Gicht betrachtet. Eines der Hauptargumente der Vertreter vegetarischer Ernährung ist daher die angeblich Gicht begünstigende Wirkung fleischbetonter Ernährung.

Vegetarier führen zusätzlich als Argument gegen Fleischkonsum an, dass wir weder über die körperliche Kraft noch über ausreichend Schnelligkeit verfügen, ein Tier zu jagen und zu erlegen. Der Mensch ist auf Herstellung und Benutzung von Waffen beziehungsweise auf zwischenmenschliche Kommunikation bei der Jagd im Rudel angewiesen, um in den Genuss von Fleisch zu kommen. Uns in diesem Zusammenhang als typisches Volk der »Jäger« zu bezeichnen, missfällt den Pflanzenköstlern, da erst der Einsatz von Hilfsmitteln das erfolgreiche Jagen von wilden Tieren ermöglicht. Die Wissenschaft geht aber auch gar nicht davon aus, dass sich der damals lebende Homo habilis schon als Jäger hervortat. Wahrscheinlich kratzte und nagte er Fleischüberreste von Knochen und Aas und stibitzte die von Raubtieren erlegte Beute. [2, 3] Zusätzlich wurden in Afrika etwa zwei Millionen Jahre alte, einfache Werkzeuge aus Flintstein aufgefunden, die sich zum Bohren, Schneiden und Brechen geeignet haben müssen. [2] Mithilfe dieser Steinwerkzeuge konnten Schädel und Knochen zertrümmert werden, um Hirn- beziehungsweise Fettmark als weitere Nahrungsquelle zu erschließen: Vor allem der hohe Protein- und Fettanteil dieser Kost ermöglichte die Ausbildung eines leistungsfähigen Gehirns.

Dieses benötigt und verbraucht auch heute noch enorme Energiemengen (fast 90 Prozent des Grundumsatzes eines 3,5 Kilogramm schweren, neugeborenen Kindes werden alleine zur Versorgung des Gehirns herangezogen!), die über rein pflanzliche Kost kaum zu decken gewesen wären. Generell erweist sich tierische Nahrung neben der Muttermilch als ideal für die Versorgung von Kleinkindern: Fleisch ist energiereich, reich an lebenswichtigen Nährstoffen wie Eisen, Zink, Vitamin B_{12}, Eiweiß und lebenswichtigen Fettsäuren. Und es nimmt im Vergleich zu ballaststoff- und wasserreichen Pflanzen bedeutend weniger Platz im Verdauungstrakt eines Kleinkindes ein. Hierin liegen grundlegende Vorteile von tierischer gegenüber rein pflanzlicher Nahrung. [4]

Der hohe Eiweißanteil in der Kost der damals lebenden Völker ermöglichte neben der bedeutsamen Entwicklung des Gehirns auch die Ausbildung einer starken Muskulatur und letztlich das Vorstoßen in weit entfernte Gebiete. An den Fossilien-Fundstellen des sogenannten Homo ergastus/erectus im Kaukasus (geschätzte Zeit: vor

1,8 Millionen Jahren) konnten zahlreiche Überreste jagdbarer Großtiere gefunden werden. Auch daran machen die Wissenschaftler fest, dass Fleisch bereits seit Urzeiten ein wesentlicher Bestandteil menschlicher Ernährung war. [5]

Vor circa 800.000 bis 600.000 Jahren etablierten der Homo sapiens beziehungsweise der vor 30.000 Jahren ausgestorbene Neandertaler die Jagd. Sein Volk dürfte sich nach heutigen Erkenntnissen hauptsächlich von Fleisch, Hirn und Innereien ernährt haben. Die heute lebende Menschheit (Homo sapiens sapiens) erhielt ihren DNA-Gen-Pool vor circa 200.000 Jahren. Das bedeutet, dass die genetischen Vorgaben uns bereits seit einigen Tausend Generationen weitgehend als Fleisch bevorzugende Allesesser determiniert haben. [2,10] Dazu hat sich unter anderem das einst reine Pflanzenfresser-Gebiss immer stärker fürs Beißen und Zerreißen von tierischer Nahrung weiterentwickelt. [6]

»ES GEHT AUCH OHNE KOHLENHYDRATE.«
NICOLAI WORM [7]

Wenn verfügbar, bevorzugte der Mensch also immer schon tierische Nahrungsquellen, besonders Hirn und Innereien – ihrer hohen Energiedichte wegen. Kein Volk der Welt hat außerdem jemals 100 Prozent rein vegetarisch gelebt, das heißt ohne jegliche tierische Nahrung. [3] Eskimos und afrikanische Massai-Krieger sind gegenwärtige Beispiele für Völker, die sich ausschließlich tierisch ernähren. Pflanzliche Nahrung scheint einige Vorteile zu liefern, essenziell ist sie allerdings nicht; wir könnten im Zweifel auch auf sie verzichten. Bei Lebensmitteln tierischer Herkunft scheint das offensichtlich nicht zu funktionieren.

Berühmt ist die Diskussion um Vitamin B_{12}, welches mit Ausnahme von Algen, Bierhefe und Sauerkraut nur in tierischen Erzeugnissen vorhanden ist. Vor allem Veganer greifen häufig auf spezielle Nahrungsergänzungsmittel zurück, um ausreichende Mengen B_{12} aufzunehmen.

Die Notwendigkeit tierischen Eiweißes, welches auch bedeutend mehr lebenswichtige Aminosäuren enthält als pflanzliche Eiweißträger, wird unter anderem durch Feldstudien aus dem Tierreich deutlich. Diese erwiesen, dass auch die bislang als Vegetarier geltenden Schimpansen ihren Speiseplan regelmäßig mit tierischem Eiweiß ergänzen; dazu begeben sie sich in Gruppen auf die Jagd nach kleineren Affen. Forscher nehmen an, dass der erhöhte Eiweißgehalt durch den Verzehr von Muskelfleisch eine Notwendigkeit im Leben dieser menschenähnlichen Affen darstellt. [8]

Die Ergebnisse decken sich auch mit dem von neuseeländischen Forschern beschriebenen »Protein-Hebel-Effekt«. Durch Beobachtungen an Menschen und Tieren stellten die Wissenschaftler um David Rauberheimer fest, dass das Sättigungsempfinden nicht nur durch die Aufnahme von Kohlenhydraten oder Fetten stimuliert wird. Vielmehr beenden zum Beispiel Heuschrecken ihre Nahrungsaufnahme erst, wenn sie ausreichende Mengen an Eiweiß aufgenommen hatten. Die Forscher vermuten deswegen einen noch viel größeren Einfluss der Eiweißaufnahme auf das menschliche Essverhalten, als bislang angenommen. Das beschriebene Phänomen würde nämlich bedeuten, dass bei eiweißarmer, kohlenhydrat- beziehungsweise fettreicher Nahrung stets weiter gefuttert würde, bis der Eiweißbedarf gestillt ist. Gefahr lauert in diesem Fall, das heißt bei einer unzureichenden Eiweißzufuhr, in der Aufnahme unzähliger überflüssiger Kilokalorien! Diese würde der Körper gezwungenermaßen in den Fettdepots speichern. Das wäre ein weiterer wichtiger Ansatz zur Erklärung von Übergewicht und Fettleibigkeit. [9] Die Bedeutung und der tägliche Bedarf an Kohlenhydraten müsste dahingehend vollkommen neu bewertet werden.

Eine weitere interessante Tatsache: Der Ackerbau wurde erst dann aufgenommen, als die konventionelle fett- und eiweißreiche Kost aufgrund des Bevölkerungswachstums knapp wurde! Der Anbau von Getreide und die Herstellung neuer Nahrungsmittel daraus (Brot, Müsli, Nudeln...) erschienen als ideale Ergänzung zu den tierischen Nahrungsmitteln. Über die längste Zeit der menschlichen Entwicklungsgeschichte spielte der Ackerbau allerdings keine Rolle! Fleisch hingegen (aus artgerechter Zucht und ohne Zusätze von Antibiotika etc.) ist ein unbedenklicher Bestandteil unserer Ernährung. Innerhalb von Dutzenden Generationen hat sich der Mensch optimal daran angepasst.[4, 10] Denn eine fleischhaltige Ernährung wurde über mehrere Hunderttausend Jahre praktiziert. Das rasante Ausbreiten von Zivilisationskrankheiten und die Machtlosigkeit, diese durch kohlenhydratreiche und fett- sowie fleischarme Kost zu bewältigen, begründet heute die berechtigte Kritik an zurzeit gültigen Ernährungsempfehlungen.

Hinweis: In diesem Buch wird Fleisch als sinnvoller Bestandteil der – zumindest für den Menschen artgerechten – Ernährung beurteilt. Trotzdem möchte ich an dieser Stelle nicht die Risiken und Problematik der Massentierhaltung verschweigen. Rinder werden heute nicht mit für sie geeigneter Nahrung gefüttert; Hühner werden zu Hunderten in engen und unhygienischen Ställen gehalten; Schweinen wird zum schnelleren Wachstum Antibiotika unter die Nahrung gemischt und in den zum Thunfischfang ausgelegten Netzen gehen auch zahlreiche andere Meerestiere zugrunde. Hingegen schmeckt Fleisch aus artgerechter Haltung deutlich besser, enthält weniger Medikamentenrückstände und ist nährstoffreicher. Die Diskussion über Tierhaltung sollte daher wichtiger Bestandteil auch zukünftiger Auseinandersetzungen sein.

Power durch Kohlenhydrate?

Brot für die Welt? Kohlenhydratreiche Kost, speziell Getreideprodukte, erweisen sich heute als zweischneidiges Schwert für die Menschheit. [1]

Einerseits würde es uns nicht gelingen, weltweit sechs Milliarden Menschen ausreichend zu ernähren, wenn wir auf den Getreideanbau verzichten würden. Industrieller Fortschritt beziehungsweise die Ausbreitung der Menschheit war unter anderem nur durch die Einführung von Landwirtschaft und Getreideanpflanzung möglich. Andererseits haben wir diese Errungenschaften mit einem hohen Preis bezahlt – zahlreiche Zivilisationserkrankungen waren und sind unter anderem Folge bislang mangelnder Anpassung an die großen Mengen Getreide in der Ernährung. [1]

Der Ackerbau hat kulturelle Fortschritte ermöglicht, ernährungsphysiologisch aber gravierende Nachteile mitgebracht. Trotzdem weisen heutige Ernährungsempfehlungen kohlenhydratreichen Lebensmitteln wie Getreideprodukten oder Reis eine enorme Bedeutung zu. Obwohl die Menschheit den Großteil ihrer Entwicklungsgeschichte ohne die genannten Lebensmittel auskam, sollen diese nun den Grundstock einer natürlichen und gesunden Ernährung bilden. Basis für die heutige Bevorzugung von Brot, Haferflocken, Nudeln und Co. ist die Auffassung, dass Übergewicht, Arteriosklerose und damit Herz-Kreislauf-Leiden auf zu viel Fett in der Ernährung zurückzuführen sind. Ausschlaggebend für diese Behauptung war und ist unter anderem die seit den 1940er-Jahren durchgeführte Framingham Studie. [2] Diese dokumentierte, dass Menschen, die eine Herzerkrankung erlitten, häufig auch hohe Cholesterinwerte aufwiesen. Obwohl Statistiker und Wissenschaftler zu Recht den Einwand erhoben, dass hohe Cholesterinwerte nicht zwingend Grund für die Entstehung von Herzkrankheiten sein müssen. Bei vielen der Untersuchungen handelte es sich nur um Momentaufnahmen: Ob Cholesterin die Herzerkrankungen provoziert oder nach Beginn einer Erkrankung als »Helfer« zur Stelle eilt, bleibt dabei zunächst unbeantwortet. Trotzdem wurde ein Großteil der Bemühungen zur Prävention von Herz-Kreislauf-Erkrankungen auf die Reduktion angeblicher Risikofaktoren – insbesondere Cholesterin – gelegt. Fett- und damit auch eiweißreiche Nahrung wie Fleisch oder Eier wurden von Experten als ungünstige Lebensmittel in der »gesunden« Ernährung deklariert. Bis heute bleibt die Ernährungswissenschaft jedoch Belege über grundlegende Vorteile kohlenhydratreicher und fettarmer Ernährung schuldig.

> »DIESER FEHLEINSCHÄTZUNG ENTSPRECHEND
> WURDE DER BEGRIFF RISIKOFAKTOR GESCHAFFEN.«
> DR. PETER SCHMIDSBERGER [3]

Die Ernährungswissenschaftlerin Ulrike Gonder spricht in einem Artikel von »dem etwas anderen Lebensmittel-Skandal«: »Womöglich wurden die Menschen jahrzehntelang falsch beraten.« [4] Denn kohlenhydratreiche und fettarme Lebensmittel als wichtigste Nahrungsbestandteile zu definieren, erweist sich heute als großer Flop der Ernährungswissenschaft.

Letztlich ist alles Zucker

Kohlenhydrate sind pflanzliche Stoffe, die sich aufgrund ihrer unterschiedlichen Kettenlänge unterscheiden. Letzten Endes besteht jedoch jede Kohlenhydratkette aus einzelnen Zuckerbausteinen, die vom Dünndarm aufgenommen werden können. Ein einfacher Versuch zeigt: Wenn Sie eine Scheibe Brot minutenlang kauen, werden Sie einen zunehmend süßlichen Geschmack feststellen können. Grund dafür sind die im Speichel vorhandenen

Enzyme (Amylase), die bereits im Mund für eine Zerlegung der Kohlenhydrate in ihre Einzelbausteine sorgen. Auch die Ballaststoffe gehören streng genommen zu den Kohlenhydraten. Da dem menschlichen Organismus jedoch die entsprechenden Enzyme fehlen, um zum Beispiel Pektin aus dem Apfel oder pflanzliche Cellulose zu spalten, können diese Stoffe nicht vom Dünndarm aufgenommen werden und liefern uns somit keine Energie.

Alle anderen Kohlenhydrate liefern Energie, welche nach der Aufschließung im Darm in Form von (Blut-) Zucker zur Verfügung steht. Infolge körperlicher Aktivität wird der Zucker durch die Muskel- und Herz-Kreislauf-Aktivität verbrannt – bleibt Bewegung aus, muss er eingelagert werden. Um die in der Blutbahn zirkulierenden Zuckermoleküle in die Zellen zu lenken, bedarf es einer speziellen hormonellen Regulierung. Hierbei kommt das in der Bauchspeicheldrüse gebildete Insulin zum Einsatz, es ermöglicht den Nährstoffen den Zutritt in das Zellinnere.

Wie beschrieben, spielen stark kohlenhydratreiche Lebensmittel wie Brot, Nudeln oder Müsli in der menschlichen Entwicklung erst seit Kurzem eine Rolle. Dementsprechend ist die Bauchspeicheldrüse auch nicht auf die heute geforderte Dauerbelastung ausgelegt. Bei den aktuellen, kohlenhydratbetonten Ernährungsgewohnheiten wird sie zur ständigen Insulinproduktion gezwungen und hat größte Schwierigkeiten, die Kohlenhydratflut zu bewältigen. Langfristig entwickelt sich daraus ein ständig erhöhter Insulinspiegel. Dieser kann heute eindeutig als »Anfang allen Übels« benannt werden. Zahlreiche Studien belegen das: Insulin ermöglicht Zucker und Fetten den Zugang ins Zellinnere, somit wirkt es aufbauend – aber es fördert auch die Fetteinlagerung. Nicht umsonst spritzen sich einige Leistungssportler (selbstverständlich verbotene) insulinähnliche Substanzen zum Aufbau von Körpermasse. Gleichzeitig hemmt Insulin auch die Fettfreisetzung aus den Speicherdepots. [5] Hohe Kohlenhydratmengen und wenig Fette in der Ernährung fördern dadurch prinzipiell das Entstehen von Fettröllchen an den Hüften. Dennoch soll gemäß offizieller Ernährungsempfehlungen vorrangig kohlenhydratreiche Kost auf dem Speiseplan stehen. »Getreideprodukte – mehrmals am Tag – und reichlich Kartoffeln«, heißt es in entsprechenden Veröffentlichungen. [6] Nach kohlenhydratbetonten Mahlzeiten entfaltet das Insulin seine volle Wirkung und bremst auf hormonellem Wege den Fettabbau. Selbst wenn Fett bei den Mahlzeiten eingespart wird, sinkt das Körpergewicht oft trotzdem beziehungsweise gerade deswegen nicht! Ein weiterer großer Nachteil dieser Empfehlungen ist, dass in aller Regel auch der Eiweißanteil sinkt, wenn der Fettanteil in der Nahrung reduziert wird.

> »EINE FETTARME DIÄT MUSS MEHR KOHLENHYDRATE
> ENTHALTEN – GENAU DEN NÄHRSTOFF, DER FETT MACHT.«
> DR. ROBERT C. ATKINS [7]

Auch Kaloriensparen hilft da oftmals nicht weiter. Solange die Ernährung kohlenhydratreich beziehungsweise fettreduziert ist, ändert sich am grundlegenden Problem nicht viel. Die britischen Forscher Alan Kekwick und Dr. Gaston Pawan fanden das bereits 1956 in einer ihrer Studien heraus: Insgesamt 14 Probanden, aufgeteilt in drei Gruppen, nahmen 90 Prozent der verabreichten 1.000 Kilokalorien entweder in Form von Kohlenhydraten, Fetten oder Eiweiß auf. Innerhalb von sieben Tagen verlor die »Eiweißgruppe« 4,2 Pfund, die »Fettgruppe« sogar 6,3 Pfund an Körpergewicht! Die »Kohlenhydratgruppe« musste eine Gewichtszunahme von 1,2 Pfund in Kauf nehmen! In einer weiteren Versuchsreihe war bei vier von fünf Probanden trotz einer Steigerung der Energiezufuhr von 2.000 auf 2.600 Kilokalorien am Tag unter einer kohlenhydratreduzierten Kost eine Gewichtsabnahme von durchschnittlich 2,8 Pfund zu verzeichnen. [8] Ein Großteil – vor allem diätgeplagter – Frauen teilt diese Beobachtung: Weniger essen führt nämlich nicht zwangsläufig zu einem Gewichtsverlust. Schuld daran ist unter anderem eine falsche Auswahl von Lebensmitteln zugunsten stark konzentrierter Kohlenhydratquellen. Dr. Barry Sears schreibt hierzu:

> »VIEH MÄSTET MAN MIT UNMENGEN VON FETTARMEM GETREIDE. WIE MÄSTET MAN MENSCHEN? GENAUSO.« [9]

Die Zeitschrift »Der Kassenarzt« titulierte folglich in einer Ausgabe aus 2003 den führenden deutschen Wissenschaftler der Anti-Fett-pro-Kohlenhydrat-Bewegung als »Papst der Kohlenhydratmast«. [10] Anstelle sich kohlenhydratreich zu ernähren, sollte das vorrangige Ziel dauerhaft angelegter Gewichtsreduktion oder Diabetesbehandlung das Verhindern ständiger Insulinproduktion sein – allerdings wird durch fettarme und kohlenhydratbetonte Kost genau das Gegenteil erreicht.

Fehlerhafte Kohlenhydratunterscheidung

Lange Zeit ging die Wissenschaft davon aus, dass kurze Kohlenhydratketten, wie sie zum Beispiel im Traubenzucker oder Fruchtzucker vorkommen, vom menschlichen Körper schnell verdaut werden. Es hieß, komplexe Kohlenhydrate wie zum Beispiel die Stärke aus Kartoffeln würden langsamer verdaut. Entsprechend räumte man den langkettigen Kohlenhydratträgern wie Brot und Müsli in den Ernährungsempfehlungen deutlich mehr Platz ein als der Lebensmittelgruppe Obst. Diese Annahme erwies sich jedoch als grundlegend falsch. Der Ernährungswissenschaftler Prof. Michael Hamm weist darauf hin: »Früher hat man angenommen, dass bereits aufgrund der Molekülgröße einfache Kohlenhydrate (Zucker) schneller in den Blutkreislauf gelangen als komplexe Kohlenhydrate (Stärke). [...] In Wirklichkeit geht die Aufspaltung sehr rasch vonstatten, wenn die Kohlenhydrate erst einmal im Dünndarm angekommen sind.« [11] Ob lange oder kurze Ketten, letztlich gelangen alle Kohlenhydrate als Glukosebausteine in die Blutbahn. Eine Unterscheidung aufgrund der Kettenlänge bringt daher ernährungsphysiologisch keinen Nutzen: Wie sich durch zahlreiche Versuche nachweisen ließ, ist die Geschwindigkeit, mit der auf nüchternen Magen verzehrte Kohlenhydrate für eine Veränderung des Blutzuckerspiegels sorgen, bei allen Kohlenhydraten gleich! Unabhängig von der Moleküllänge, gelangen alle Kohlenhydrate nach circa 20 Minuten aufgespalten ins Blut. In ihrer Wirkung unterscheiden sie sich allerdings zum einen durch die ausgelöste Höhe des Blutzuckerspiegelanstiegs und zum anderen durch den zeitlichen Verlauf des Blutzuckerspiegelanstiegs.

Insulin gibt den Ton an

Zur Speicherung von Kohlenhydraten, Fetten und Eiweiß benötigt der menschliche Körper das von der Bauchspeicheldrüse produzierte Insulin. Ähnlich wie eine verschlossene Tür durch einen Schlüssel geöffnet wird, wird der Zugang in die Gewebszellen für energieliefernde Nährstoffe erst in Gegenwart von Insulin möglich. Fette und Proteine haben keinen beziehungsweise nur einen minimalen Einfluss auf den Insulinspiegel im Blut, da sie den Zuckerspiegel kaum anheben (Ausnahme: einige Aminosäuren). Daher ist der Anstieg des Blutzuckerspiegels eine Reaktion auf Menge und Qualität der aufgenommenen Kohlenhydrate. Viele und besonders die stark verarbeiteten kohlenhydrathaltigen Nahrungsmittel (Zucker, Weißmehlprodukte etc.) provozieren ständig heftige Insulinausschüttungen, was zu einem dauerhaft erhöhten Insulinspiegel führen kann (Hyperinsulinismus). Dadurch tragen sie zur Entstehung von Diabetes, Herzerkrankungen und erhöhter Fetteinlagerung bei. Weil Insulin außerdem den Fettabbau hemmt, können keine Fette aus den Depots mobilisiert werden, solange der Insulinspiegel erhöht ist. Das erschwert die Gewichtsreduktion. Getreideprodukte, Reis, Nudeln und Kartoffeln provozieren eine solche Ausschüttung von Insulin, dass dieses sowohl während wie auch noch lange nach einer Mahlzeit stark erhöht ist. Wer tagsüber eine Portion Nudeln, eine Portion Kartoffelsalat und dazwischen ein paar Brote isst, lässt seinem Insulinspiegel kaum Zeit sich zu regenerieren und wieder auf dem Normallevel einzupendeln. Die Autoren des Buches »Zucker-Knacker« schreiben hierzu: »Wenn man also dreimal täglich und vor dem Schlafengehen stark kohlenhydrathaltige (hoch glykämische) Mahlzeiten zu sich nimmt, kann das Insulin insgesamt 18 Stunden pro Tag erhöht sein. [...] Es bleiben also nur wenige Stunden pro Tag übrig, in denen Fett abgebaut werden kann.« [12]

Betrachtet man die menschliche Entwicklungsgeschichte mit Fokus auf die Kohlenhydrate, dann fällt auf, dass die Ernährungsgewohnheiten unserer Ahnen eine bedeutend geringere Insulinausschüttung provozierten. Unter der heutigen Kohlenhydrat-Mast gerät die Bauchspeicheldrüse vieler Menschen zunehmend aus dem Takt. Denn anders als solche Organe wie die Nieren oder Muskeln, scheint die Bauchspeicheldrüse keine Möglichkeit zu haben, sich einer Mehrproduktion entsprechend anzupassen und sich zum Beispiel zu vergrößern.

Trotz der hier angeführten und mittlerweile in vielen Wissenschaftskreisen anerkannten Erkenntnisse, sprechen sich nach wie vor viele Ernährungsberater für eine kohlenhydratreiche und fettarme Kost aus. Das zugrunde liegende Problem übermäßig hoher Insulinwerte und die sich daraus entwickelnde Insulinresistenz wird dadurch verstärkt, anstatt es zu beheben. Die Lösung des Dilemmas stellt die Ernährungsempfehlungen der letzten Jahrzehnte auf den Kopf. Die neuen Empfehlungen müssten lauten: Reduktion der täglichen Kohlenhydratmenge und Erhöhung des Fett- beziehungsweise Eiweißanteils. Eine Vielzahl moderner Ernährungsmodelle versuchen, das gewünschte Insulingleichgewicht wiederherzustellen, indem sie nun den Blick auf die Kohlenhydratzufuhr lenken.

UNTERSCHIEDLICHE BLUTZUCKERREAKTIONEN NACH DER ZUFUHR VON KOHLENHYDRATEN

Schnell ansteigende Blutzuckerkurve und hohe Insulinantwort
bei Ernährung mit konzentrierten Kohlenhydraten

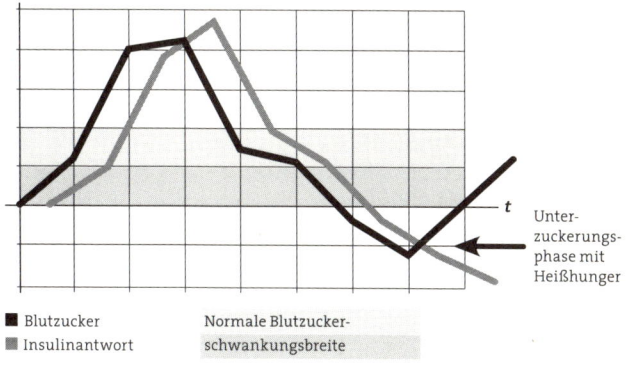

Unter-
zuckerungs-
phase mit
Heißhunger

■ Blutzucker   Normale Blutzucker-
■ Insulinantwort   schwankungsbreite

Langsam ansteigende Blutzuckerkurve und niedrige Insulinantwort
bei kohlenhydratreduzierter Ernährung

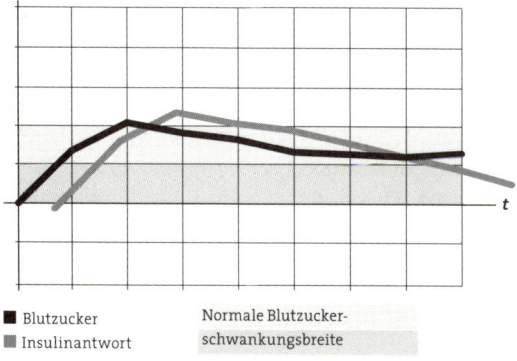

■ Blutzucker   Normale Blutzucker-
■ Insulinantwort   schwankungsbreite

Zucker – süß macht süchtig

Was noch im 18. Jahrhundert als Rarität auf den Tafeln des Adels zu finden war, ist heute so erschwinglich, dass es in nahezu jedem Lebensmittel als Zutat verwendet wird.

Die Rede ist von raffiniertem Zucker. Ursprünglich machten hohe Herstellungs- und Transportkosten Zucker für den Großteil der Bevölkerung unbezahlbar und deswegen äußerst begehrt. Der Zuckerverbrauch pro Kopf um das Jahr 1800 wird daher auf unter ein Kilogramm pro Jahr geschätzt. Aber schon bald trugen billigere Herstellungsverfahren zum rasanten Mehr-Konsum dieser süßen Substanz bei; die Extraktion des Zuckers aus Rüben und niedrige Kaufpreise führten zum dramatischen Anstieg des Zuckerverbrauchs. Vorläufiger Höhepunkt: Die Australier verbrauchten im Jahr 2000 über 58 Kilogramm Zucker pro Kopf! Die Zahlen für Deutschland lagen im Jahr 2002/2003 auch schon bei 37 Kilogramm. Sicher kann sich kaum jemand erinnern, jemals so viel Zucker in einem Jahr gekauft zu haben. [1] Ursache für diese hohe Zuckeraufnahme ist die Verwendung raffinierten Zuckers in Limonaden und Kuchen, in Bäckereiprodukten und Fertiggerichten, in Marmeladen und Nuss-Nougat-Aufstrichen, in Eiscremes oder Schokokeksen.

> »NOCH NIE HAT SICH IN DER GESCHICHTE DER MENSCHHEIT EIN SO RADIKALER ERNÄHRUNGSWANDEL IN EINEM SO KURZEN ZEITRAUM VOLLZOGEN.«
> MICHEL MONTIGNAC [2]

Zucker wurde weltweit kultiviert. Um die globale Gier nach Süßem zu stillen, werden heute jährlich über 140 Millionen Tonnen raffinierten Zuckers erzeugt! [1] Mit dramatischen Folgen: Der Herstellungsprozess von Zucker befreit ihn gleichzeitig von allen wertvollen Begleitstoffen der Rübe, wie etwa Mineralien, Ballaststoffen oder Vitamine. Daraus ergibt sich ein Stoff, den unser Körper nur mit größter Mühe bewältigen kann.

>>UND DANN KAM DER RAFFINIERTE
ZUCKER – DER KOHLENHYDRATMÖRDER!<<
ROBERT C. ATKINS [3]

Denn übrig bleibt eine hoch kalorische, vitalstofffreie Substanz mit hohem glykämischem Index (70), extrem hoher glykämischer Last (GL bei 100 Gramm Zucker = 70) und einem Geschmack, der zum ständigen Naschen einlädt. Der Körper erkennt nicht, wann genug Süßes gegessen wurde und lässt zu, dass wir Unmengen Zucker in uns hineinstopfen. Wer kennt nicht das Phänomen, eine Packung Weingummi erst dann in Ruhe lassen zu können, wenn sie leer ist.

Der natürliche Prozess des Sättigungsempfindens kommt besonders beim Konsum von Zuckerhaltigem vollkommen aus dem Takt. Die tragische Reaktion des Stoffwechsels: Der Blutzucker schnellt in die Höhe, um anschließend von einer noch größeren Insulinausschüttung wieder zu Boden gedrückt zu werden. Meist gerät der Glukosespiegel im Blut dadurch sogar so weit ins Schwanken, dass der enormen Überzuckerung im Anschluss gleich die Unterzuckerung folgt. Für den Körper ein deutliches Signal zum Auslösen von Hunger. Die Symptome einer durch Zuckerverzehr ausgelösten Unterzuckerung reichen von Konzentrationsstörungen und Müdigkeit bis hin zu Schwindelgefühlen oder starker Gereiztheit. In diesem Moment sehnt sich der Körper nach zügigem Ausgleich des >>Zuckerlochs<< im Blut, woraufhin der Griff zum Schokoriegel oft die erste Reaktion ist. Selbst sonst willensstarke Personen sind dann kaum in der Lage, das vom Gehirn ausgelöste Verlangen nach sofortiger Kohlenhydrataufnahme zu bremsen. Der gesamte Zyklus beginnt von vorne und gleicht einem fast unausweichlichen Teufelskreislauf. Der Blutzuckerspiegel schwankt wie ein Schiff auf stürmischer See und beschert den Betroffenen regelmäßige Heißhungeranfälle. Howard Leighton Steward und seine Mitautoren beschreiben dieses Problem wie folgt: »Die Bauchspeicheldrüse ist [ursprünglich] wahrscheinlich an keinem Tag in ihrem ganzen Leben genötigt worden, so viel Insulin auszuschütten, wie sie es [heute] in einem modernen Erwachsenenleben fast jeden Tag tun muss.« [4]

Berücksichtigt wird hierbei auch der zusätzliche Einfluss anderer hoch glykämischer Lebensmittel wie Weißbrot oder Bratkartoffeln. Raffinierter Zucker hat sich in die menschliche Ernährung eingeschlichen wie eine Seuche, die es nun zu beherrschen gilt. Die amerikanische Ernährungsberaterin und Buchautorin Nancy Appleton berichtet in einer umfangreichen und ausführlich recherchierten Liste über »124 Möglichkeiten, wie Zucker Ihre Gesundheit ruiniert«. [5] Auf den Seiten 46 und 47 finden Sie einen kleinen Auszug. Wie zahlreiche Studien belegen, trägt erhöhter Zuckerkonsum maßgeblich zur Verschlechterung zahlreicher Stoffwechselprozesse und der Entstehung von Übergewicht bei. [6–8] Alleine der Konsum von einem oder mehreren Gläsern mit Zucker angereicherter Softdrinks pro Tag stellt unabhängig vom restlichen Lebensstil einen deutlichen Risikofaktor für Typ-2-Diabetes dar. [8] Alle Vorsorge-Bemühungen, wie regelmäßige Bewegung, frisches Obst und Gemüse, helfen nur bedingt, solange der Zuckerkonsum weiterhin hoch ist. Unser Stoffwechsel kapituliert regelrecht vor der Macht der süßlichen Substanz und, was die meisten Mediziner und Ernährungswissenschaftler nicht aussprechen, betrifft heute einen Großteil der westlichen Bevölkerung: Der Zucker hat sie süchtig gemacht!

Die Amerikaner haben für dieses Phänomen schon lange den Begriff »Carbohydrate Junkie« geprägt. Aus den USA stammt auch die folgende Untersuchung der Princeton University aus dem Jahr 2002, die anhand von Tierversuchen die gefährliche Wirkung von Zucker aufzeigen konnte. Die Psychologen der Universität vermuteten nämlich, dass ständiger Zuckerkonsum ähnliche Charakterzüge wie die einer Drogenabhängigkeit aufweisen könnte. Und in der Tat reagierten die in dem Versuch mit Zuckerwasser gefütterten Ratten auf plötzlichen Zuckerentzug mit Zittern, Ängstlichkeit und veränderten neurochemischen Prozessen im Gehirn. [9] Zucker entfaltet offensichtlich eine ganze Reihe oft unvermuteter Nebenwirkungen.

Der Wille ist da, aber das Fleisch bekanntlich zu schwach zum endgültigen Verzicht. Eine ganze Industrie baut heute mit der Herstellung von Bonbons, Schokoriegeln, Keksen und Limonaden auf die unbändige Gier der Konsumenten nach Zucker. Mit wohlklingenden Werbeslogans und bunten Verpackungen locken sie Jung und Alt in die Süßwarenabteilungen der Supermärkte. Und sogar die Deutsche Gesellschaft für Ernährung (DGE) schlägt als Abnehmtipp für den Hunger zwischendurch zum Beispiel Weingummi (75 Gramm Zucker je 100 Gramm!) oder Russisch Brot vor. [10] Hauptsache kein Fett, denn das macht schließlich fett und krank ...

Abgesehen von diesen fragwürdigen Ratschlägen sind nun doch viele Menschen mittlerweile über negative Folgen erhöhten Zuckerkonsums informiert. Trotzdem wird die Kohlenhydrat- beziehungsweise Zucker-Insulin-Problematik noch immer viel zu häufig unterschätzt. Von offizieller Seite aus wird über dieses Thema Stillschweigen bewahrt – schlimmer noch: Zucker wird sogar als Bestandteil »gesunder Ernährung« verteidigt. Verwunderlich ist das nicht, führt man sich vor Augen, wie intensiv die Nahrungsmittelindustrie raffinierten Zucker als Standardzutat zahlreichen Lebensmitteln beimischt. Ein kurzer Blick auf die Zutatenlisten verrät es: Energieriegel, Limonade, Vitalmüsli, Fertigprodukte, Wurst, Obstkonserven, Tütensuppen, Früchtejoghurts und meist sogar tiefgefrorenes Gemüse enthalten Zucker.

Wenn selbst zuckersüß nicht mehr süß genug ist, wird auch noch mal kräftig nachgewürzt. Ein Beispiel: Ein handelsüblicher Früchteriegel enthält neben Glukosesirup,

Apfelsüße und Traubenzucker obendrein noch Oligo-Fruktose (Kohlenhydrate aus Glukose und Fruktosemolekülen), Maltodextrin (künstliches Gemisch aus lang- und kurzkettigem Zucker), kandierte Orangenschalen (beim Kandieren wird Zellwasser zugunsten einer Zuckerlösung ausgetauscht) und Honig. Um die Kohlenhydratfraktion zu komplettieren werden weiterhin geröstete Getreideflocken, konzentrierter Orangensaft, ein Gemisch aus Weizen-, Reis- und Mais-Extrakt sowie eine Fruchtmischung mitverarbeitet. Die Zuckerindustrie jedenfalls ist offensichtlich bestrebt, den Umsatz ihrer Produkte langfristig stabil zu halten.

Achtung, versteckter Zucker! Achten Sie aufs Etikett, der Begriff »Zucker« wird gerne vermieden. Auch hinter diesen Bezeichnungen verbirgt sich zugesetzter Zucker:

Saccharose, Glucose, Dextrose, Invertzucker, Maltose, Lactose, Maltodextrose, Glucosesirup, Farin, Fructose, Lävulose.

Auch Fruchtzucker, Traubenzucker oder Milchzucker sind kein »guter« Zucker, auch sie treten letztlich als Glukose ins Blut über. Gleiches gilt für Stärke.

Und Vorsicht, verlassen Sie sich nicht auf Deklarationen wie »zuckerfrei« oder »ohne Zuckerzusatz«. Diese sagen lediglich aus, dass kein Haushaltszucker, also Saccharose zugesetzt wurde.

Unterstützt wird sie dabei von landesweit anerkannten Ernährungswissenschaftlern, die zum Teil höchst fragwürdige Statements abliefern. Ein paar Beispiele: Bei der sechsten Wissenschaftlichen Tagung der Deutschen Akademie für Ernährungsmedizin (DAEM) 1998 wurden von renommierten Experten zahlreiche Vorträge zu ernährungsrelevanten Themen gehalten. Im Vortrag zu »Aspekte der Kohlenhydratzufuhr mit Süßwaren« hieß es unter anderem: »Neben einem höheren Sättigungseffekt von Kohlenhydraten im Vergleich zu anderen Energieträgern [...]«. [11]

Jeder Anhänger der berühmten Atkins-Diät wird dieses Statement durch eigene Erfahrungen widerlegen können. Unumstritten liegt einer der hauptsächlichen Vorteile fett- und eiweißreicher beziehungsweise gleichzeitig kohlenhydratarmer Atkins-Ernährung in ihrer lang anhaltenden Sättigung. Fett- und eiweißreichreiche Speisen durchlaufen den Magen deutlich langsamer im Vergleich zu kohlenhydrathaltigen Lebensmitteln. Nachzulesen ist dies unter anderem in einem der Standardwerke der Medizin. [12]

Verrückte, süße Welt

Vieles spricht dafür, dass Süßwaren und Zucker einen Großteil der ernährungsbedingten Krankheiten mitverursachen, wenngleich sie sicher nicht deren alleinige Ursache sind. Letztlich fielen auf einer Tagung der Ernährungsmediziner die Schlussworte: »Süßwaren gehören zu einer modernen, ausgewogenen Ernährung« [13] und »vor diesem Hintergrund sollten die DGE-Empfehlungen [...] neu überdacht werden.« [14] Als wäre der heutige Zuckerkonsum in Deutschland nicht schon hoch genug, so scheint man keine Bedenken zu haben, sich ganz offiziell für den Konsum von Schokoriegeln und Pralinen einzusetzen. Auf der Homepage des Süßwarenverbandes ist des Weiteren folgender Kommentar nachzulesen: »Würden Süßwaren nicht fälschlicherweise als ungesund eingestuft, so die Erkenntnis, gäbe es vermutlich auch keinen Heißhunger mehr auf Süßigkeiten.« [15] Das klingt so, als seien es nicht einmal mehr die Zuckerhersteller, welche Mitschuld an der Misere tragen – vielmehr wird den Ernährungsexperten, die vor regelmäßigem Zuckerkonsum warnen, elegant der Miesepeter zugeschoben. Vergessen wird hierbei: Die rasante Ausbreitung von Übergewicht, Diabetes mellitus Typ 2 und Herz-Kreislauf-Erkrankungen ging der lauten Kritik an Zuckerwaren eindeutig voraus. Jeder kennt das Problem, dass Süßwaren einen regelrechten »Essrausch« auslösen können. Die zugrunde liegenden Mechanismen wurden bereits beschrieben. Jetzt die kritische Haltung von Experten gegenüber dem Zuckerkonsum für das Zuckerproblem der Bevölkerung verantwortlich zu machen, ist reine Tatsachenverzerrung. Trotzdem heißt es auf der Homepage des Süßwarenverbandes weiter: »Süßwaren müssen als integraler Bestandteil einer modernen, ausgewogenen Ernährung angesehen und akzeptiert werden.« [15]

Schlemmen ohne Reue, so scheint die freudige Nachricht zu lauten. Aber sicher in erster Linie, um die jährlich etwa zehn Milliarden Euro Umsatz der deutschen Süßwarenindustrie aufrechtzuerhalten. [16] Es wäre jedoch ebenso unfair, der Industrie ausschließlich die Schuld an überzuckerten Lebensmitteln in die Schuhe zu schieben. Ihren hohen Absatz an Zuckerprodukten verdankt sie eben auch einer entsprechend hohen Nachfrage. Wir selbst lassen zu, dass sich unsere Kinder und Enkelkinder schon in jüngsten Jahren an den Zuckerkonsum gewöhnen. Wenn Grundschulkinder Cola zum Frühstück mit zur Schule bringen, haben nicht zuletzt auch erzieherische Maßnahmen versagt. Würden hier Eltern eine gesunde Ernährung vorbildlich vorleben, wäre das Problem vielleicht nur halb so groß. Nicht nur die Eltern, auch die Gesellschaft sollte eine Vorbildrolle übernehmen. Doch schaltet man tagsüber den Fernseher ein, fallen unzählige Süßwarenwerbungen auf, mit denen vor allem Kinder und Jugendliche in die Süßwarenabteilungen der Supermärkte gelockt werden sollen. Zum Teil werden sogar mit Zucker durchtränkte Süßigkeiten als gesund gepriesen, nur weil sie ein paar beigemischte, künstliche Vitamine enthalten. Auch die Europäische Union beschäftigt sich mit diesem Problem. Speziell dafür eingesetzte Kommissonen sind bemüht, den Süßwarenherstellern Auflagen bezüglich der Werbemöglichkeiten für ihre Produkte aufzudrücken. Im Gespräch sind unter anderem Verbote für direkt an Kinder gerichtete Werbung für Lebensmitteln mit hohem Zuckergehalt. Man darf gespannt sein, ob solche Pläne trotz enormen Drucks der Wirtschaft zur Umsetzung gelangen. Bekannt ist weiterhin die aktuelle Diskussion über die von der Bundesregierung geplanten Lebensmittelkennzeichnungen. Ob Nahrung besonders viel Fett, Salz, Zucker oder Kalorien enthält, soll zukünftig bereits mit einem Blick auf die Produktpackung klar werden. Doch ab welchem Zuckergehalt gilt ein Lebensmittel als ungesund? Und welche Portionsgröße soll als Referenz herangezogen werden? Viele Fragen zur konkreten Umsetzung sind noch offen. Ob und wie nun die Pläne des Gesundheitsministeriums realisiert werden, bleibt abzuwarten. [17]

Raus aus der Zuckerkrise

Der Zuckersucht zu entkommen ist gleichermaßen notwendig wie schwierig. Haben sich Körper und Geist erst einmal an den über Jahre anhaltenden Zuckerkonsum gewöhnt, fällt ein Ausstieg aus der Zuckergier besonders schwer. Betroffene berichten in diesem Zusammenhang immer wieder, dass eine »kleine«, süße Ausnahme zwischendurch gleich eine Welle an Heißhungerattacken nach sich zieht. Aus einem Stückchen Schokolade wird dann häufig eine ganze Tafel – die süße Verführung ist schwer zu kontrollieren. Wer ahnt, ein offensichtliches Zuckerproblem zu haben, hat nur wenige Möglichkeiten, Auswege zu finden. Einer davon: Raffinierter Zucker und alle Lebensmittel, welche ihn in größeren Mengen enthalten, müssen gnadenlos aus dem Speiseplan gestrichen werden. Denn genauso wenig, wie ein Alkoholiker durch die Beschränkung auf täglich nur einer Flasche Bier »trocken« werden kann, bedeutet es eine Lösung für einen Zuckersüchtigen, pro Tag »nur« eine Viertel Tafel Schokolade zu essen. Ausnahmen sind generell okay, in einer Zuckerentwöhnungsphase jedoch nicht erlaubt. Auf diese Weise besteht eine realistische Chance auf ein Leben ohne ständige Nascherei mit ihren bekannten Nebenwirkungen. Ganz unproblematisch stellt sich die Umstellphase oftmals nicht dar: Bis sich der Stoffwechsel an eine gesunde Ernährung ohne raffinierten Zucker gewöhnt hat, können zum Teil mehrere Wochen vergehen. Danach wird ein erfolgreiches Überstehen dieser Phase von vielen Betroffenen als ungemein befreiend betrachtet. Ohne tägliches Naschen auszukommen ist wahrlich ein bedeutsamer Fortschritt in Richtung schlanker Figur und gesunden Lebensstils. Probieren Sie es mit den in diesem Buch vorgestellten Ernährungstipps doch einfach einmal aus!

Auszug aus Nancy Appletons Liste der »124 Möglichkeiten, wie Zucker Ihre Gesundheit ruiniert«[5]

1. Zucker kann das Immunsystem schwächen.

2. Zucker stört das Mineralstoffverhältnis im Körper.

3. Zucker kann Hyperaktivität, Ängstlichkeit und Konzentrationsschwierigkeiten bei Kindern hervorrufen.

4. Zucker kann einen signifikanten Anstieg der Triglyzeride bewirken.

5. Zucker trägt zu einer verminderten Abwehr bakterieller Infektionen bei.

6. Zucker verursacht einen Verlust der Hautelastizität und -funktion; je mehr Zucker Sie essen, umso mehr Elastizität und Funktion verliert Ihre Haut.

7. Zucker verringert die Konzentration des HDL-Cholesterin im Blut.

8. Zucker führt zu Chrommangel.

9. Zucker kann Krebs in Brust, Eierstöcken, Prostata und Mastdarm begünstigen.

10. Zucker kann zu erhöhtem Blutzuckerspiegel im nüchternen Zustand führen.

11. Zucker führt zu Kupfermangel.

12. Zucker stört die Calcium- und Magnesiumaufnahme.

13. Zucker kann das Sehvermögen schwächen.

14. Zucker führt zum Anstieg der Neurotransmitter Dopamin, Serotonin und Noradrenalin.

15. Zucker kann Unterzuckerung auslösen.

16. Zucker kann eine Übersäuerung des Verdauungstrakts auslösen.

17. Zucker kann einen plötzlichen Anstieg des Adrenalinspiegels bei Kindern bewirken.

18. Gestörte Zuckeraufnahme ist auffällig oft bei Patienten mit funktionalen Darmerkrankungen nachzuweisen.

19. Zucker kann zu vorzeitigem Altern führen.

20. Zucker kann zu Alkoholismus führen.

21. Zucker kann Zahnverfall verursachen.

22. Zucker trägt zur Entstehung von Übergewicht bei.

23. Hoher Zuckerverzehr steigert das Risiko, an Morbus Crohn oder Colitis ulcerosa zu erkranken.

24. Zucker kann zu Wucherungen führen, vielfach beobachtet bei Personen mit Magen- oder Zwölffingerdarmgeschwüren.

25. Zucker kann Arthritis verursachen.

26. Zucker kann Asthma verursachen.

27. Zucker unterstützt deutlich das unkontrollierte Wachstum des Hefepilzes Candida albicans.

28. Zucker kann zur Entstehung von Gallensteinen führen.

29. Zucker kann Herzerkrankungen verursachen.

30. Zucker kann eine Blinddarmentzündung hervorrufen.

Mit (Un-)Vernunft gegen Zucker

Diabetes verursachte 2001 in Deutschland Kosten von rund 22 Milliarden Euro! Damit rangiert die Zuckerkrankheit in der Liste der teuersten Krankheiten in der BRD auf Rang eins! [1] Diabetes ist folglich nicht nur ein medizinisches Problem, sondern wird zunehmend zur volkswirtschaftlichen Herausforderung. Seit 1988 ist nach dem Angaben des deutschen Gesundheitsberichtes 2007 die Diabetikerzahl um satte 54 Prozent gestiegen. [16] Weltweit fallen der Zuckerkrankheit mit 3,2 Millionen mehr Menschen zum Opfer als vergleichsweise durch HIV. [17] Vor allem Kinder sind zunehmend betroffen – erschreckenderweise leiden schon 12- bis 14-jährige Jugendliche unter dem sogenannten »Altersdiabetes«. Ein fünfjähriges Kind aus Leipzig ist als weltweit jüngster Patient mit Altersdiabetes bekannt geworden; sein Körpergewicht ist doppelt so hoch, wie das seiner gleichaltrigen Klassenkameraden. [4]

Was in der Fachsprache unter Diabetes mellitus bekannt ist, stellt sich als ernst zu nehmende, wenn auch heutzutage gut kontrollierbare Stoffwechselerkrankung dar. Zwei unterschiedliche Ausprägungen werden unterschieden: Zum einen der angeborene Typ-1-Diabetes, bei dem eine genetisch bedingte Funktionsstörung der Bauchspeicheldrüse vorliegt. In diesem Fall ist die Bauchspeicheldrüse nicht in der Lage, ausreichend Insulin zu produzieren, wodurch Betroffene lebenslang auf von außen zugeführtes Insulin angewiesen sind. Im anderen Fall, bei Typ-2-Diabetes oder »Altersdiabetes«, produzierte der Körper ursprünglich genügend eigenes Insulin. Aber wenn infolge eines chronisch überhöhten Zuckerangebots die Muskeln die Annahme dessen verweigern und nicht mehr ausreichend auf das Insulin reagieren, kommt es zur sogenannten Insulinresistenz. Ihre Folge ist ein dauerhaft erhöhter Blutzuckerspiegel.

Das Paradoxe daran: Die Zellen beklagen einen Zucker- beziehungsweise Nährstoffmangel, obwohl ausreichend Zucker in der Blutbahn vorhanden ist. Doch aufgrund der mangelnden Insulinwirkung können die Nährstoffe nur unzureichend in die Zellen gelangen. Organe und Muskeln werden unterversorgt, was den Stoffwechsel zur noch intensiveren Ankurbelung der Insulinproduktion zwingt. Erstaunlich lange ist der menschliche Körper in der Lage, diese Mehrarbeit zu leisten, bis das System total zusammenbricht. In der Anfangsphase eines Typ-2-Diabetes weisen die Betroffenen deshalb noch »normale« Blutzuckerkonzentrationen auf. Diese sind aber das Resultat der bereits auf maximalem Level laufenden Insulinproduktion. Es dauert nicht lange, bis auch die fleißigsten Zellen der Bauchspeicheldrüse sich erschöpft geschlagen geben und die Arbeit verweigern. Dann erst steigt auch der Blutzuckerspiegel deutlich an. Dies kann durch die Gabe von Insulin in Form von Tabletten oder Spritzen reguliert werden. Und eine Regulation muss erfolgen, da sonst die Schädigungen von Nervenbahnen, Arterien und kleinsten Blutgefäßen – zum Beispiel im Auge – unweigerlich folgen. Wie dramatisch ein ständig erhöhter Blutzuckerspiegel für den Organismus ist, zeigt sich daran, dass heutzutage immerhin noch jährlich 30.000 Fußamputationen vorgenommen werden, bei denen Diabetes als Ursache eine Rolle spielt. Dass es soweit kommen muss, liegt daran, dass ein Diabeteskranker Schmerzen oft dann erst wahrnimmt, wenn Gliedmaßen oder Organe schon fast unheilbar von der Krankheit betroffen sind. Weiterhin erblinden pro Jahr circa 6.000 Menschen aufgrund eines unbehandelten Zuckers. [5]

Heute weiß man, dass hauptsächlich kohlenhydratreiche Kost die Muskeln dazu drängt, gegen das körpereigene Insulin unempfindlich zu werden. Gelegentlich wird zwar auch der Einfluss von Fett bei der Entstehung von Diabetes diskutiert [6], grundsätzlich kommt jedoch den Kohlenhydraten und dem Auftreten von Übergewicht die wichtigste Rolle zu. Doch anstelle einem Diabetiker mit gestörtem Insulinhaushalt weniger von jenem Nährstoff zu empfehlen, mit dessen Verstoffwechselung er ohnehin schon große Probleme hat, gelten für Diabeteskranke die gleichen Empfehlungen einer kohlenhydratbetonten Ernährung, wie für den Rest der Bevölkerung. Warum sollen gerade Glukose beziehungsweise Kohlenhydrate, der Nährstoff, den der Körper eines Diabetikers am schlechtesten verwerten kann, als Hauptbestandteil der Ernährung aufgenommen werden? Die hohe glykämische Last durch viel Getreide, Nudeln und Kartoffeln führt Diabetiker im Anfangsstadium todsicher in die handfeste Zuckerkrankheit. Tragische Entwicklung: Die unter Kindern und Jugendlichen etablierte Junk-Food-Mahlzeit bestehend aus Pommes frites, Hamburger und einem überdimensionierten Cola-Becher, liefert eine solch enorme glykämische Last, dass heute oft gerade einmal zehn bis zwölf Lebensjahre vergehen, bis sich bereits der Altersdiabetes meldet. Der Grundstein wird dabei durch Gabe gezuckerter Fruchtsaftgetränke als »Kleinkindgetränk« zum Teil schon in den ersten Lebensjahren gelegt. Zahlreiche Publikationen belegen diesen positiven Zusammenhang zwischen hoher glykämischer Last und dem Risiko für Typ-2-Diabetes oder dem gefürchteten metabolischen Syndrom. [7–9]

Darunter versteht man das gemeinsame Auftreten von Typ-2-Diabetes, Bluthochdruck und erhöhten Blutfettwerten auf dem Nährboden von Übergewicht beziehungsweise Fettleibigkeit. Die Devise »fettarm ist gesund« erweist sich auch in dieser Hinsicht als unsinnig, da fettreiche Ernährung weder als Auslöser des metabolischen Syndroms noch einer Diabeteserkrankung gilt. Es gibt für eine fettarme und kohlenhydratbetonte Ernährung nach wie vor keine ausreichende Begründung. Im Gegenteil, 40 Jahre Low-Fat-High-Carb-Ernährung haben als Ergebnis sechs Millionen Diabeteskranke in Deutschland hervorgebracht. Bestenfalls aktive Leistungssportler profitieren von einem höheren Getreide-, Reis- oder Nudelanteil in der Ernährung. Bei ausreichender sportlicher Betätigung kann der Körper nämlich die im Blut zirkulierenden Kohlenhydrate verbrauchen und sieht sich nicht gezwungen, sie in Fette umzuwandeln und abzuspeichern. Fehlt ein ausreichendes Maß an Bewegung, was beim Großteil unserer Gesellschaft leider zutrifft, ist das Insulinsystem gefordert, den Zucker in die Zellen zu lenken.

Den Zucker an der Wurzel packen

Was also tun, um Diabetes zu vermeiden und/oder zu behandeln? Kohlenhydrate sollten hinsichtlich ihrer Qualität (GI) vernünftig ausgewählt und ihre Menge im Sinne einer vertretbaren glykämischen Last deutlich reduziert werden. Am besten wird dieses Ziel durch teilweisen Austausch von Kohlenhydrate gegen Eiweiß erreicht. Es gibt außerdem Hinweise darauf, dass eine hohe Eiweißaufnahme die Insulinsensibilität der Zellen verstärkt. [10,11] Dadurch könnte eine zusätzliche Stabilisierung der Bauchspeicheldrüsenfunktion und des Insulinspiegels sowie letztlich eine Abschwächung der Diabeteserkrankung erfolgen. Solch eine Ernährungstherapie setzt genau im Kernstück des Problems an, nämlich bei der überstrapazierten Insulinproduktion und dem daraus entwickelten Widersetzen der Zellen gegen die Schlüsselfunktion des Insulins. Ein Grund mehr, die Ernährung auf fett- und eiweißreiche Lebensmittel umzustellen und den Kohlenhydratanteil einzuschränken. Selbst Diabetes-Organisationen nehmen inzwischen den glykämischen Index und die glykämische Last als geeignetes Maß zur Einteilung von Kohlenhydraten in ihre Empfehlungen auf.

Der ehemalige Vorsitzende des Ernährungsausschusses der Deutschen Diabetes Gesellschaft, Prof. Dr. med. Heinrich Laube, sagte hierzu: »Diabetes-Patienten muss daher empfohlen werden, vor allem Kohlenhydrate mit niedrigem glykämischem Index, das heißt geringer Blutzuckerwirksamkeit, zu sich zu nehmen [...] Selbst nur kurzfristige Anstiege des Blutzuckerspiegels in den pathologischen Bereich (mehr als 200 Milligramm pro Deziliter) können zu einer dauernden Schädigung der Blutgefäße führen.« Und: »Daher hat sich in den letzten Jahren die Berechnung der glykämischen Belastung (glycemic load) als aussagekräftiger erwiesen.« [12] Wichtig ist auch, dass das wichtigste Zucker verbrauchende Organ des menschlichen Körpers aktiviert wird: die Muskulatur. Durch regelmäßiges Training und Aufbau stoffwechselaktiven Muskelgewebes haben die Muskeln einen großen Bedarf an Glukose aus dem Blut und verbessern somit die Insulinsensibilität.

Fettarm hält wacker durch

In zahlreichen Praxen der Ernährungs- und Diabetesberater sind diese Erkenntnisse wohl noch nicht durchgedrungen. Als Standard wird heute in der Diabetesberatung immer noch die Fett-macht-fett-und-krank-Schiene gefahren. Diabetikern wird empfohlen, sich reichhaltig aus der Getreideabteilung zu bedienen. Hauptsache die Produkte sind fettarm! Die Folgen sind absehbar – die vorliegende Insulinresistenz wird eher noch verstärkt, statt dass sie behoben wird. Diabetiker werden dadurch regelrecht an ihre Medikamente »gefesselt«. Wer es nicht glaubt, kann es nachlesen.

Unter anderem in der Zusammenfassung eines Vortrages anlässlich der bereits zitierten Ernährungsmediziner-Tagung: »Ein Zuckerverbot ist auch deshalb problematisch, weil damit die Gefahr einer zu fettreichen Ernährung wächst. Wichtigstes Ziel bei der Ernährungsberatung muss aber sein, die hohe Fettaufnahme vor allem übergewichtiger Diabetiker zu begrenzen.« [13] Was Fett mit dem Diabetes-Problem zu tun hat, ist dabei völlig unklar. Aber Fett ist der Feind Nummer eins – so das offensichtlich in allen Lebenslagen geltende Dogma der Ernährungslehre! Online sind auf der Diabetes-News-Homepage ebenfalls entsprechende Empfehlungen zu lesen: »Für Diabetiker gelten die üblichen Empfehlungen zu einer gesunden Ernährung: Ausgeglichene, fettarme Kost mit reichlich Kohlenhydraten und Ballaststoffen.« [14] Im Journal für Ernährungsmedizin wurden 2001 die neuen Richtlinien für die Diabetikerernährung folgendermaßen beschrieben: »Daraus ergeben sich die Forderungen nach einer Erhöhung des Kohlenhydratanteils und nach einer Reduktion der Fettzufuhr. Um diese Ziele zu erreichen, hat sich die ausschließliche Beachtung der Fettzufuhr [...] bewährt.« [15]

Es lässt sich darüber streiten, wie stark oder weniger stark der Kohlenhydratanteil sinken sollte, um gesundheitliche Vorteile zu erlangen. Fettreduzierte und kohlenhydratreiche Kost als optimale Ernährung eines Diabetikers oder Übergewichtigen anzusehen, ist allerdings längst überholt und heutzutage nicht mehr haltbar. Besonders für Typ-2-Diabetiker bietet eine eiweißreiche und kohlenhydratarme Ernährung viele Vorteile. Die Reduktion des Insulinbedarfs durch Kohlenhydrateinschränkung verspricht stabile Blutzuckerspiegel und Minderung der Medikamenteneinnahme.

Der Wandel ist in Sicht!?

Unter anderem Prof. Pudel, der seit Jahrzehnten für fettarme Ernährung plädiert, unterschrieb gemeinsam mit Dr. Nicolai Worm und Dr. Hardy Walle (Bodymed) im März 2008 ein Konsensus-Papier, aus dem hervorgeht, dass wir in Deutschland eine Überarbeitung bisheriger Ernährungsrichtlinien brauchen. Offensichtlich überzeugt kohlenhydratreduzierte Kost nach jahrelang anhaltender Kritik nun auch die Obersten der deutschen Ernährungsfachverbände.

Erstaunlich und erfreulich ist auch, dass ferner die Therapie einer Insulinresistenz und dem metabolischen Syndrom mit erhöhter Zufuhr gesunder Fettsäuren zulasten der Kohlenhydrate akzeptiert und empfohlen wird. Dass sich die Reduktion der täglichen Kohlenhydratlast vielversprechend in der Ernährungstherapie Diabeteskranker darstellt, ist für Low-Carb-Kenner und Befürworter ja bereits ein alter Hut. Doch die kritischen deutschen Verbände wollten dies nicht so recht akzeptieren und forderten hierzu weitere überzeugende Daten aus entsprechenden Untersuchungen. Unter anderem das Team der Reha-Klinik Überruh legte hierzu im Jahr 2006 eine beachtliche Studie vor. Klinikleiter Dr. Heilmeyer stellte 45 seiner Typ-2-Diabetiker auf LOGI-Kost mit 20–30 Prozent Kohlenhydraten, 20–30 Prozent Eiweiß und 40–50 Prozent Fett (gemessen an der Gesamtenergiemenge pro Tag) um. Nach drei Wochen Aufenthalt konnte knapp 90 Prozent der mit LOGI ernährten Patienten die Klinik mit reduziertem Antidiabetikabedarf verlassen!

Fast 50 Prozent konnten ihre Medikamente sogar absetzen. Nebenbei erfuhren die Patienten auch noch einen Gewichtsverlust von knapp einem Kilogramm pro Woche. Und nicht nur das: Auch die Blutfette wie Triglyzeride oder das schlechte LDL-Cholesterin konnten in nur drei Wochen durch Low-Carb-Ernährung in Verbindung mit einem leichten Bewegungsprogramm signifikant gesenkt werden. Man sollte meinen, dass solche Erkenntnisse in der Fachwelt auf reges Interesse stoßen ... weit gefehlt.

Es bedarf nicht viel Fantasie, sich vorzustellen, dass unter anderem Pharmakonzerne wenig Freude an medikamentenarmer Diabetikertherapie finden. Immerhin bietet das Geschäft mit Zuckerkranken einigen Unternehmen heutzutage knapp 6,5 Millionen potenzielle Kunden (7,6 Prozent der Bundesbevölkerung) – die vermutlich hohe Dunkelziffer ist noch nicht einmal berücksichtigt. Folglich ist es auch nicht verwunderlich, dass zum Beispiel Fachmagazine, in denen aktuelle ernährungsmedizinische Untersuchungen veröffentlicht werden, sich aus finanziellen Gründen lieber auf die Seite der Medikamentenhersteller schlagen. Dr. Heilmeyer schreibt hierzu: »Uns gegenüber wurde im Übrigen angedeutet, dass die Publikation von anderen Zeitschriften abgelehnt worden sei, weil man es sich nicht mit den Anzeigenkunden verderben wolle.« [18] Das Geschäft mit dem Zucker ist eben doch verführerisch süß.

Wichtiger Hinweis: Sollten Sie insulinpflichtiger Diabetiker sein, ist es unbedingt ratsam, dieses Ernährungskonzept mit Ihrem behandelnden Arzt zu besprechen. Denn häufig kann die Einhaltung hier vorgestellter Ernährungspläne eine Reduktion der eingestellten Antidiabetika mit sich bringen. Um Unterzuckerung zu vermeiden, muss ggf. die Medikamentendosis auf den »neuen« Insulinbedarf eingestellt werden.

Mit GLYX aus der Falle?

GLYX oder GI steht für glykämischer Index – ein Wert, der Aufschluss über die blutzuckersteigernde Wirkung von Kohlenhydraten geben kann. Hintergrund ist die Annahme, dass eine umso intensivere Insulinausschüttung erfolgt, je höher die Blutzuckerkurve nach Verzehr eines kohlenhydratreichen Lebensmittels steigt. Kohlenhydratreiche Nahrungsmittel mit hohen GI-Werten sind demnach ungünstig, da sie große Mengen Insulin provozieren. Ganz neu ist die Einteilung von Lebensmitteln nach ihrem glykämischen Index allerdings nicht, denn bereits 1981 wurde dieser Begriff von kanadischen Wissenschaftlern eingeführt.

Zur Berechnung des glykämischen Index lässt man Probanden auf nüchternen Magen kohlenhydrathaltige Lebensmittel verzehren. Der nachfolgende Anstieg und Abfall der Blutzuckerwerte wird erfasst und als Kurve dargestellt. Die Fläche unterhalb dieser Kurve macht den glykämischen Index aus. Die Blutzuckerkurve nach dem Verzehr von Glukose dient dabei als Referenzwert (GI=100).[1] Gemessen an der sogenannten glykämischen Reaktion des menschlichen Stoffwechsels auf Glukose, wurden und werden laufend weitere Kohlenhydratträger auf ihre blutzuckersteigernde Wirkung untersucht. Glukose, Haushaltszucker, Kartoffel- und Weißmehlprodukte stehen auf der GI-Liste ganz oben.

Welche weiteren Lebensmittel hohe oder eher niedrige Blutzuckerreaktionen auslösen, lässt sich unter anderem der Auflistung auf Seite 58 entnehmen. Wem diese Werte nicht ausreichen, der findet im Internet eine Fülle weiterer Informationsquellen. Eine Abteilung der University Of Sydney gründete sogar einen eigenen »Glycemic Index Research Service« und stellt auf ihrer Homepage laufend neue Untersuchungsergebnisse zum GI dar. [2] Seitdem in Deutschland der Modebegriff GLYX in Ratgebern populär gemacht wurde, [3] diskutieren Abnehmwillige im ganzen Land fleißig über ihren GLYX-Faktor. Reichlich spät, wenn man bedenkt, dass diese Kohlenhydrat-Klassifizierung bereits vor fast 25 Jahren bekannt wurde. Glücklicherweise nehmen mehr und mehr Menschen Kenntnis von den Zusammenhängen zwischen kohlenhydratreicher Ernährung, Blutzuckerspiegel und Insulinausschüttung.

Es ist eine steigende Kundennachfrage nach Lebensmitteln mit niedrigem glykämischem Index zu erwarten, und die Industrie wird notgedrungen nachlegen müssen. In Neuseeland und Australien werden mittlerweile schon Produkte mit einem sogenannten »GI-Symbol« angeboten. [4]

Dieses von der University of Sydney initiierte Programm soll dem Kunden schon beim Einkauf die wichtige GI-Information des vorliegenden Lebensmittels liefern. Worüber das GLYX-Prinzip allerdings wenig bis gar keine Auskunft gibt, ist die Verteilung von Kohlenhydraten, Fetten und Eiweiß in der Ernährung. Grundsätzlich wird nur zum Verzehr kohlenhydratreicher Lebensmittel mit niedrigem glykämischem Index geraten. Vollkornprodukte oder bestimmte Reissorten nehmen dabei immer noch einen dominanten Stellenwert ein, deshalb ist diese Diätform grundsätzlich auch als kohlenhydratbetont einzustufen.

Diese Faktoren nehmen Einfluss auf den glykämischen Index

Kritiker führen an, dass die Werte zum glykämischen Index von kohlenhydratreichen Lebensmitteln durch die Kombination mit anderen Nahrungsmitteln innerhalb einer Mahlzeit nicht mehr haltbar seien. Denn so nehmen diese Nährstoffe jeweils Einfluss auf den glykämischen Index:

BALLASTSTOFFE

Diese unverdaulichen Pflanzenstoffe wirken sich abschwächend auf die blutzuckersteigernde Wirkung kohlenhydratreicher Lebensmittel aus. Und grundsätzlich ist der glykämische Index von ballaststoffreichen Nahrungsmitteln niedriger als der von ballaststoffarmen.

FETTE

Fette verzögern die Magenentleerung und reduzieren so die Höhe des Blutzuckeranstiegs.

EIWEISSE (PROTEIN)

Ein Teil der verzehrten Eiweiße wird in Glukose umgewandelt; allerdings nur ein so geringer Prozentsatz, dass der Effekt auf den Blutzuckerspiegel nahezu vernachlässigt werden kann.

ZUBEREITUNG

Einige Lebensmittel reagieren äußerst sensibel auf Erhitzen. Ihre Struktur wird dadurch deutlich beeinträchtigt, wodurch sich auch ihre Blutzuckerwirkung verändert. Zum Beispiel wirken Kohlenhydrate aus Kartoffeln nach dem Braten oder Backen noch ungünstiger auf den Blutzuckerspiegel ein als zuvor beziehungsweise nach dem Kochen.

INDIVIDUELLE REAKTIONEN AUF GLUKOSE

Die Studien, in denen der glykämische Index von kohlenhydratreichen Lebensmitteln bestimmt wurde, zeigen starke Abweichungen in der blutzuckersteigernden Wirkung der Nahrungsmittel. Dies lässt sich unter anderem auf unterschiedliche Zubereitung der Test-Lebensmittel beziehungsweise auf individuelle Stoffwechselreaktionen der Probanden zurückführen. [1]

Reicht der GLYX zum Abspecken?

Mehrere Studien belegen die Effektivität einer Ernährung nach dem GLYX-Prinzip. Allein der Austausch von »high glycemic index«-Lebensmitteln, also solchen mit hohem glykämischem Index wie Zucker, Limonaden, Weißmehlprodukte, Süßigkeiten oder Kartoffelprodukte zugunsten solcher mit »low glycemic index« (niedrigem glykämischem Index) wie Gemüse, Salate, Vollkornprodukte oder Hülsenfrüchte bringt deutliche gesundheitliche Vorteile.[5–10] Insbesondere Übergewichtige profitieren von den positiven Effekten der Kohlenhydrate mit niedrigem glykämischem Index: Ein stabiler Blutzuckerspiegel, selteneres Auftreten von Hungergefühlen und eine insgesamt geringere Tagesaufnahme an Energie helfen beim Abspecken.

Aber das GLYX-Konzept weist Lücken auf: Gekochte Karotten und Wassermelone werden danach als »Dickmacher« verschmäht und vom Speiseplan gestrichen. Man hat über Ernährung ja schon viel gehört, aber dass nun Wassermelonen Grund fürs XXL-Format sein sollen, ist schwer nachvollziehbar. Vollkornbrot hingegen wird in der GLYX-Diät als »Schlankmacher« und optimales Nahrungsmittel bejubelt. Das lässt vermuten, dass der Schuss schnell nach hinten losgehen kann, wenn Nahrungsmittel ausschließlich an ihrem glykämischen Index gemessen werden.

Und in der Tat taucht bei näherer Betrachtung folgendes Problem auf: Probanden nehmen zur GI-Bestimmung 50 Gramm verwertbare Kohlenhydrate des entsprechenden Lebensmittels zu sich. Sie müssen zum Teil außerordentlich große Mengen essen, um auf diese 50-Gramm-Portionen zu kommen! Zum Beispiel stolze 1,4 Kilogramm Wassermelone. Vernachlässigt wird beim GLYX-Konzept also der in der Ernährung übliche Anteil an Kohlenhydraten. Denn typischerweise isst wohl kaum jemand 1,4 Kilogramm Wassermelone während einer Mahlzeit. Trotzdem wird diese Menge mit der Blutzuckerreaktion von 50 Gramm Glukose verglichen. Was aber passiert mit dem Blutzucker, wenn zum Beispiel nur 150 Gramm Melone als Nachspeise gegessen werden? Hierüber geben die GLYX-Tabellen leider keine Auskunft. Der Ernährungswissenschaftler Nicolai Worm weist deshalb darauf hin, dass eine Orientierung am glykämischen Index alleine nicht ausreichend ist. [11,12] Um realistischere Einschätzungen der tatsächlich in der täglichen Ernährung enthaltenen Kohlenhydratmengen und ihrem Blutzuckereinfluss zu erhalten, wurde der glykämische Index entsprechend abgewandelt beziehungsweise um eine neue Bewertung erweitert: die glykämische Last oder Belastung, engl. »glycemic load«.

Die Last mit den Kohlenhydraten

Die glykämische Last (GL) erlaubt viel genauere Aussagen bezüglich der Blutzuckerwirkung kohlenhydratreicher Lebensmittel als der glykämische Index.

Bei der Berechnung der glykämischen Last werden sowohl der Kohlenhydratanteil in der vorliegenden Portion als auch der glykämische Index der kohlenhydrathaltigen Nahrungsmittel einbezogen. Dadurch kann die Einschätzung der tatsächlichen Glukosebelastung durch typische Portionsgrößen besser erfasst werden.

BERECHNUNG DER GLYKÄMISCHEN LAST:

Glykämischer Index
x Menge an Kohlenhydraten im Lebensmittel
÷ 100
= **GL**

Ein Beispiel aus der Praxis: Die Berechnung der glykämischen Last von 100 Gramm Wassermelone sieht folgendermaßen aus: 72 x 5 ÷ 100 = 3,6

Für 100 Gramm Ofenkartoffeln mit Schale gilt:
60 x 20 ÷ 100 = 12

Dieses Rechenbeispiel macht ersichtlich, dass aus Ofenkartoffeln trotz ihres niedrigeren glykämischen Index von 60 im Vergleich zu Wassermelonen (72), eine mehr als dreimal höhere glykämische Last (berechnet für jeweils 100 Gramm) resultiert. Die eigentliche Belastung für den Stoffwechsel wird durch diese Darstellung überhaupt erst offensichtlich. Für den täglichen Umgang mit Lebensmitteln ist das von großer Bedeutung! Einige hoch glykämische Lebensmittel sind nach GL-Beurteilung in geringen Mengen eben unproblematisch. Welche hohe wissenschaftliche Relevanz die glykämische Last von Lebensmitteln bezüglich der Entstehung von Krankheiten hat, wurde zuletzt in einer Studie der European Society for Medical Oncology belegt. Hierbei konnte gezeigt werden, dass eine starke Verbindung zwischen der glykämischen Last von Lebensmitteln und dem Auftreten von Magenkrebs vorliegt. [1] Die Women Health Study mit über 38.000 untersuchten Frauen zeigte einen Zusammenhang zwischen der glykämischen Last und dem Vorkommen von Krebs im Mast- und Dickdarmbereich. [2] Ebenfalls ist inzwischen eine positive Verbindung zwischen hoher glykämischer Last und dem erhöhten Risiko für Brustkrebs, Bauchspeicheldrüsenkrebs, Eierstockkrebs und Gebärmutterkrebs bekannt. [3–6] Nicht etwa fettreiche – nein, stark kohlenhydratreiche Kost begünstigt offensichtlich durch heftige Insulinausschüttungen das Entstehen und Fortschreiten von Krebsgeschwüren. Welch bittere Wahrheit, dass gesundheitsorientierte Menschen, die den Empfehlungen zu kohlenhydratreicher und fettarmer Kost gefolgt sind, diesen Weg vielleicht mit schwerwiegenden Krankheiten bezahlen müssen. Mittlerweile gilt es in Expertenkreisen als gesichert, dass auch die Entstehung von Herzerkrankungen nicht mit dem Cholesterin- beziehungsweise Fettgehalt der Nahrung in Verbindung gebracht werden kann. Eine der weltweit größten Institutionen für Ernährungsmedizin, die Harvard School of Public Health in Boston, fand in einer umfangreichen Untersuchung im Jahr 2000 heraus, dass eine hohe glykämische Last das Risiko erhöht, an koronaren Herzkrankheiten (KHK) zu erkranken. [7]

Das Kohlenhydratkartell ist stark

Getreideprodukte, Kartoffeln und Nudeln nach wie vor als gesundheitsfördernde Hauptbestandteile der Ernährung zu empfehlen, kann offensichtlich sogar gefährliche Auswirkungen haben. Der immense Einfluss des Insulins, hervorgerufen durch stark kohlenhydratreiche Lebensmittel, wird in der heutigen Ernährungspraxis immer noch unterschätzt. Wie sonst ist zu erklären, dass zur Bekämpfung der Zivilisationskrankheiten Übergewicht, Bluthochdruck und Diabetes vor allem fettarme und getreide-, reisbeziehungsweise kartoffelhaltige Kost empfohlen wird? Einer Vielzahl neuerer Untersuchungen zufolge scheint die Ernährung mit hoher glykämischer Last sogar Auslöser dieser Erkrankungen zu sein.[8–11] Beweise dafür existieren mehr als genug – die Kohlenhydratbefürworter scheint dies allerdings nicht von ihrem Low-Fat-Wahn abzubringen. Unter anderem die Deutsche Gesellschaft für Ernährung (DGE) bewertet die Orientierung am glykämischen Index oder der glykämischen Last als unvorteilhaft und unbegründet. In einer Stellungnahme aus dem Jahr 2004 heißt es: »Es ist derzeit wissenschaftlich nicht begründbar, das Konzept des GI in bestehende Ernährungsempfehlungen für die deutsche Bevölkerung zu integrieren. [...] In der Praxis erscheint die Berücksichtigung des GI oder gar der GL bei der Auswahl von Lebensmitteln für die breite Masse der Bevölkerung ohne besonderes Ernährungswissen nicht umsetzbar.«[12] Interessant zu wissen, wie wenig Umsetzungsvermögen der Bevölkerung von offizieller Seite zugetraut wird ... Da lässt man sie doch lieber weiterhin beim bewährten (und gescheiterten) Zählen von Kalorien und Fettpunkten.

Anmerkung: Kohlenhydrate liefern durchaus einen wichtigen Beitrag zur gesunden Ernährung. Pflanzenkost in Form von Früchten, Gemüse, Hülsenfrüchten und Nüssen ist als positiver Nahrungsbestandteil zu werten. Diese Kohlenhydratträger scheinen günstig zu sein, da sie dem menschlichen Körper »bekannt« sind. Immer wieder muss in diesem Zusammenhang auf das genetische Programm des Stoffwechsels hingewiesen werden: Es kapituliert bislang aufgrund mangelnder Anpassung vor großen Portionen anderer kohlenhydratreicher Nahrungsmittel. Deren Anteil sollte in der Ernährung völlig neu gewichtet werden, das betrifft zum Beispiel auch Vollkornprodukte, Reis etc. Kohlenhydrate sind nicht grundsätzlich schlecht!

Tabelle: Glykämischer Index (GI), glykämische Last (GL) und Kohlenhydratgehalt/Portion

LEBENSMITTEL	Portionsgröße in g	KH pro Portion in g	GI	GL pro Portion
Getreide				
Baguette	30	15	95	14
Pumpernickel	40	16	56	8
Weißbrot	30	14	70	10
Brauner Reis	180	40	55	22
Weißer Reis	180	43	64	28
Cornflakes	30	26	81	21
Brezel	50	33	83	28
Hamburgerbrötchen	30	15	61	9
Knäckebrot, ballaststoffreich	10	6	59	4
Roggenbrot aus Sauerteig	50	20	53	11
Roggenvollkornbrot	50	23	58	14
Haferflocken	60	37	59	22
Müslimischung (im Durchschnitt)	50	33	49	16
Spaghetti				
5 Min. gekocht	200	53	38	20
20 Min. gekocht	200	49	61	30
Vollkornspaghetti	200	47	37	17
Obst				
Ananas	125	14	59	8
Apfel	125	16	38	6
Erdbeeren	125	3	40	1
Wassermelone	125	6	72	5
Weintrauben, hell	125	19	46	9
Weintrauben, dunkel	125	19	59	11
Aprikose	125	9	57	5
Banane	125	25	52	13
Kiwi	45	5	53	2
Papaya	125	18	59	10
Pflaume, getrocknet	60	33	29	10

LEBENSMITTEL	Portions-größe in g	KH pro Portion in g	GI	GL pro Portion
Gemüse und Kartoffeln				
Möhren	150	11	47	5
Kohlrüben	150	10	72	7
Kürbis	150	8	75	6
Rote Bete	150	13	64	8
Mais (Zuckermais)	150	32	54	17
Süßkartoffeln	150	28	61	17
Kartoffelbrei (selbst zubereitet)	250	33	74	25
Neue Kartoffeln	200	28	57	16
Pellkartoffeln	200	28	78	22
Pommes frites	200	39	75	29
Hülsenfrüchte				
Weiße Bohnen, gegart	150	31	38	12
Kichererbsen, gegart	150	30	28	8
Linsen, gegart	150	18	29	5
Sojaprodukte				
Sojadrink	150	10	44	4
Soja-Fruchtjoghurt	125	16	50	8
Sojasprossen	100	<1	☺	☺
Getränke				
Apfelsaft (klar), ungezuckert	200	24	44	11
Colagetränke	500	52	58	30
Kakao aus fettarmer Milch, gezuckert	150	16	34	5
Orangenlimonade	500	68	68	46
Orangensaft	200	21	50	10
Knabbereien				
Popcorn	50	28	72	20
Müsliriegel	25	18	61	11
Waffeln	50	19	76	14
Eiscreme	75	20	61	12
Eiweißriegel (zuckerreduziert)	80	13	38	5
Erdbeerkonfitüre	25	17	51	9
Kartoffelchips	50	21	54	11
Mais-Chips/Nachos	50	26	63	16

LEBENSMITTEL	Portionsgröße in g	KH pro Portion in g	GI	GL pro Portion
Mars	60	40	65	26
Pudding (Pulver und Vollmilch)	200	32	44	14
Reiscracker, Karamell-Geschmack	50	45	82	36
Schokoladenkekse (Prinzenrolle)	45	30	52	16
Snickers	60	35	55	19

Quelle: LOGI-Guide, systemed, Lünen

So lesen Sie die Tabelle (am Beispiel Baguette): Baguette hat pauschal einen GI von 95. Die übliche Portionsgröße ist 30 Gramm. 30 g Baguette enthalten 15 g Kohlenhydrate. Daraus errechnet sich ein GL von 14.

Klassifizierung der glykämischen Last

Bis 10 = niedrige GL – Lebensmittel mit einer so niedrigen glykämischen Last enthalten pro Portion eher wenige Kohlenhydrate. Die erforderliche Insulinmenge, um den Blutzucker zu senken, liegt im grünen Bereich.

11–19 = mittlere GL – Lebensmittel mit einer glykämischen Last zwischen 11 und 19 enthalten pro Portion eine nicht ideale, aber auch noch nicht zu große Menge Kohlenhydrate. Die erforderliche Insulinmenge, um den Blutzucker zu senken, liegt im gelben Bereich.

Ab 20 = hohe GL – Lebensmittel mit einer so hohen glykämischen Last liefern pro Portion relativ viele Kohlenhydrate. Die erforderliche Insulinmenge, um den Blutzucker zu senken, liegt im roten Bereich.

Wenn süß nicht süß genug ist

Es ist unbestritten, dass raffinierter Haushaltszucker ein großes Problem in der heutigen Ernährung darstellt. So ganz auf »süß« verzichten mag anscheinend aber doch keiner.

Um Kalorien einzusparen und ohne schlechtes Gewissen zu süßen, greifen viele Menschen zur künstlichen Zuckeralternative, zu Süßstoffen. Diese werden auch von der Industrie zum Süßen von zum Beispiel Light-Produkten, Joghurts, Konserven und Getränken verwendet. Typische Vertreter sind Cyclamat, Saccharin, Acesulfam oder Aspartam.

ASPARTAM: KEINE ALTERNATIVE!

Aspartam verfügt über eine 200-fach höhere Süßkraft als gewöhnlicher Haushaltszucker. Geschmacklich ähnelt er dem Haushaltszucker am meisten, weshalb wohl auch gerade dieser Süßstoff in energiearmen Getränken und anderen Produkten am häufigsten verwendet wird. Weltweit wird dieser Süßstoff über 9.000 Nahrungsmitteln in circa 90 Ländern als Zusatz beigemischt. Nicht ohne Risiko.

Eher zufällig wurde Aspartam 1965 bei der Suche nach einer Droge gegen Geschwüre entdeckt und in den 1980er-Jahren von der US Organisation FDA (Food and Drug Administration) als Lebensmittelzusatz zugelassen. Viele Experten sind seitdem der Auffassung, dass Aspartam als eine der gefährlichsten Substanzen gilt, die jemals als »Lebensmittel« auf die Menschheit losgelassen wurde. Das Department of Health and Human Services berichtete 1994 in diesem Zusammenhang über insgesamt 90 verschiedene Symptome, die in Verbindung mit der Aspartam-Aufnahme gebracht wurden. Darunter fielen unter anderem Kopfschmerzen/Migräne, Übelkeit, Starrheit, Muskelkrämpfe, Gewichtszunahme, Hautausschläge, Depression, Müdigkeit, Reizbarkeit, Schlaflosigkeit, Sehschwierigkeiten, Hörverlust, Herzklopfen, Herzrhythmusstörungen, Atmungsschwierigkeiten, Beklemmungen, undeutliche Aussprache, Geschmacksverlust, Tinnitus, Schwindelanfälle, Gedächtnisverlust und Gelenkschmerzen. [1]

»Kaum ein Tag vergeht, an dem nicht vor bedenklichen Inhaltsstoffen in unseren Nahrungsmitteln gewarnt wird. Aspartam scheint diese Tradition in trauriger Weise fortzusetzen. Die bittere Wahrheit über einen Süßstoff. Es ist offensichtlich: Gefragt ist kritische Eigenverantwortlichkeit jedes Einzelnen. Nicht nur, aber auch in Ernährungsfragen. Voraussetzung und Bedingung hierfür ist eine umfassende Information. Und gerade deshalb haben für uns alle – für Patienten und ihre Ärzte – kritische Publikationen wie diese ihren ganz besonderen Stellenwert.« so Dr. med. Assmann, Facharzt für Innere Medizin in Leverkusen.

Das besondere Augenmerk in der Süßstoffdiskussion gilt vor allem den Wirkungen auf das Gehirn. Zahlreiche Studien deuten auf dauerhafte Veränderungen der Gehirnzellen bei regelmäßiger Aspartam-Aufnahme hin. Das Problem scheint in den Aspartam-Bestandteilen Phenylalanin, Asparaginsäure und Methanol zu liegen. Aus diesen auch in der Natur vorkommenden Stoffen wird der Süßstoff Aspartam gebildet. Im Verdauungstrakt wird dieser wieder in seine drei Bestandteile zerlegt. Die dabei frei werdenden Mengen der Aminosäuren Phenylalanin und Asparaginsäure sowie des Alkohols Methanol sollen offiziell keine bedenkliche Größenordnung annehmen, heißt es. Fest steht allerdings, dass Menschen, die unter der seltenen angeborenen Stoffwechselkrankheit Phenylketonurie (Unfähigkeit, die Aminosäure Phenylalanin zu verstoffwechseln) leiden, streng auf den Verzehr dieses Eiweißbausteines verzichten müssen.

Bei der Zutatenliste von Produkten, die diesen Süß-stoff enthalten, muss deswegen die Warnung »Enthält eine Phenylalaninquelle« aufgedruckt sein. Eine Anhäu-fung dieser Aminosäure im Blut führt offensichtlich zu schweren geistigen Defekten, epileptischen Anfällen oder Hirnkleinwuchs. [2] Mittlerweile deuten einige Beobach-tungen darauf hin, dass nicht nur Personen mit dieser genetisch bedingten Krankheit, sondern auch gesunde Menschen auf eine hohe Aspartam-Zufuhr negativ reagie-ren. Einem Selbstversuch mit entsprechend großen Phe-nylalanin-Mengen durch Aspartam stellte sich John Cook. Nach dem Verzehr von sechs bis acht Diätgetränken pro Tag bekam er zunächst Kopfschmerzen. Das Verlangen nach weiteren Getränken wuchs und endete schließlich in Launenhaftigkeit und heftigen Wutanfällen. Nach-dem er die Diätgetränke wegließ, verbesserte sich sein Zustand schlagartig. Der entsprechende Titel des zugehö-rigen Textes spricht für sich: »Ein Aspartam-Albtraum.« [3] Eine weitere Beobachtung über diese süße Substanz sollte die Öffentlichkeit zum Nachdenken bringen: Mittlerweile Tausende Piloten unter anderem der US Air Force berichte-ten von ernst zu nehmenden Konzentrationsschwierigkei-ten während des Fliegens unmittelbar nach dem Konsum von mit Aspartam gesüßten Getränken.

EIN WAHRLICH SÜSSER ALBTRAUM

Die Schwere und Auffälligkeit dieser Problematik bewegte sogar das offizielle Air-Force-Magazin »Flying Saf-ety« und das Navy-Magazin »Navy Physiology« dazu, ihre Piloten dringend vor dem Verzehr aspartamhaltiger Pro-dukte zu warnen! Die amerikanische Journalistin Mary Nash Stoddard gründete in Dallas ein Aspartam-Netz-werk (ACSN), welches unter anderem eine Piloten-Hotline bereitstellt. Seit Bestehen gingen mehrere Hundert Anrufe und E-Mails von betroffenen Piloten ein, die allesamt über Konzentrations- oder Sehstörungen nach Genuss entspre-chender Getränke klagten. [4] Eine Dolce Vita mit schwerwiegenden Folgen. Offensichtlich beeinträchtigt Aspartam die Gehirnfunktionen stärker, als die Befürworter zugeben wollen. Bereits 1974 wurde Aspartam schon einmal als Nahrungszusatz zugelassen, jedoch nur kurze Zeit später aufgrund der anhaltenden Debatte über die krebserregende Wirkung wieder vom Markt genommen. Einige Jahre später konnte die angebliche Ungefährlichkeit dieser Substanz nachgewiesen werden und es wurde einer erneuten Zulassung zugestimmt. Ungeachtet der lauten Proteste – unter anderem des FDA-Statistikers Satya Dubey. Dieser berichtete bereits 1981, »dass die Gehirntumordaten über Aspartam so beunruhigend seien, dass er eine Billigung [...] nicht empfehlen könne«. [5]

Wie konnte es trotzdem zu einer solchen Genehmigung kommen? Mary Nash Stoddard sagte in einem Interview hierzu Folgendes: »Viele der mit Aspartam gefütterten Versuchstiere entwickelten große Tumoren. Diese wurden einfach chirurgisch entfernt und die Tiere anschließend wieder in die Studie integriert.« [6] Studien zeigen weiterhin die Verstärkung von Depressionen, die Zerstörung von Netzhautzellen der Augen oder auch Gedächtnisverlust durch Aspartam. [7–9] Ernährungswissenschaftler Dr. Woodrow Monte von der Arizona State University wurde 2002 in dem Artikel »Die bittere Wahrheit über Aspartam« wie folgt zitiert: »Dieser Stoff hätte niemals, wirklich niemals zugelassen werden dürfen. Er hat der Bevölkerung unglaublichen Schaden zugefügt und tut dies immer noch. Ich bin 100-prozentig dafür, den Konsum zu stoppen, besonders bei schwangeren Frauen und Kindern. Eigentlich bei jedem. Es gibt über Aspartam nichts, absolut gar nichts Gutes zu sagen.« [10]

Für viele spiegelt dieses Beispiel der Aspartam-Zulassung das perfekte Zusammenspiel von Industrie und Behörden wider. Für kaum einen anderen Stoff gab es im Vorfeld der Genehmigung so viele kritische Stimmen und Belege für die Unverträglichkeit beim Menschen. Auf CBN.com ist von Psychologe Dr. Ralph Walton diesbezüglich folgende Aussage zu lesen: »Ich fand heraus, dass 100 Prozent der von der Industrie gesponsorten Studien allesamt die Sicherheit dieses Produktes bescheinigen, wohingegen 92 Prozent der mit unabhängiger Förderung durchgeführten Untersuchungen irgendein Problem identifizierten.« [10]

Selbst namhaften Experten gelang es nicht, die Zulassungsbehörde von den gefährlichen Wirkungen von Aspartam zu überzeugen. »Die FDA steht zu ihrer ursprünglichen Entscheidung der Zulassung«, so rechtfertigt die Behörde in einem Mitteilungsblatt, eine offensichtlich mit Widersprüchen und Vertuschungen belastete Genehmigung von Aspartam. [11] Was heute als Nahrungszusatz genehmigt wird oder nicht, beruht wohl schon lange nicht mehr nur auf gesundheitlicher Auseinandersetzung. Hierzu schreibt die LA Times: »Obwohl früher ein aufmerksamer Wachhund, sieht sich die heutige FDA allmählich in einer neuen Rolle als ‚Partner‘ der Pharmaindustrie.« [12]

In Anbetracht der zahlreichen Dokumente und Beobachtungen über Aspartam sollte letztendlich vom Gebrauch dieses Süßstoffes abgeraten werden. »Als kleine Dreingabe: Aspartam stand bis Mitte der 1970er-Jahre auf einer CIA-Liste als potenzielles Mittel zur biochemischen Kriegführung. Guten Appetit!!!« [13]

Auch in Deutschland wird seitens unabhängiger Institutionen vom regelmäßigen Aspartam-Gebrauch abgeraten: »Wir sind bei ÖKO-TEST der Meinung, dass auf alle Stoffe, deren Unbedenklichkeit nicht zweifelsfrei erwiesen ist, aus Gründen des vorbeugenden Verbraucherschutzes verzichtet werden sollte. Und das gilt auch für Aspartam.« [14]

Hunger durch Süßstoff?

In der Süßstoffdebatte muss auch die Frage nach den appetitanregenden Wirkungen berücksichtigt werden. Diabetiker und Übergewichtige greifen ja hauptsächlich um Kalorien zu sparen zur süßen, chemischen Alternative. Immer wieder wurde aber auch berichtet, dass Süßstoffe gleichermaßen wie Zucker eine Gewichtsreduktion erschweren. Trifft dies zu? Dann wäre Süßstoff zum Abnehmen nicht sinnvoll eingesetzt. Die theoretische Grundannahme, die sich hinter diesen Gedanken verbirgt, ist folgende: Zahlreiche Wissenschaftler vermuten, dass unser Stoffwechsel bislang nicht gelernt hat, etwas, das nur süß schmeckt, von wirklichem Zucker zu unterscheiden. Der Körper soll daher fatalerweise auf Süßstoff wie auf den Verzehr von Zucker reagieren, indem als Regulierungsmaßnahme Insulin ausgeschüttet wird. Im Falle einer tatsächlichen Blutzuckersteigerung durch Zucker wäre diese Reaktion auch sinnvoll.

Der gewünschte Effekt von Süßstoff liegt aber gerade darin, keine Energie zu liefern. Somit steigt der Blutzuckerspiegel auch nicht an. Was in der Fachsprache nun als konditionierter Reflex der Bauchspeicheldrüse bezeichnet wird, soll zum Absinken des Zuckerspiegels im Blut nach einer durch Süßstoff ausgelösten (aber nicht notwendigen) Insulinausschüttung führen. Als Ergebnis würde eine Unterzuckerung und damit die Verstärkung von Hungergefühlen folgen! Der eigentliche Sinn eines Diät-Produktes wäre damit vollkommen verfehlt.

Einige Untersuchungen belegen diesen Effekt: [15–19] Um die Auswirkung von Süßstoffen auf das Hungergefühl zu untersuchen, wurden zum Beispiel 1991 in einer einjährigen Studie knapp 80.000 Frauen hinsichtlich ihrer Essgewohnheiten beobachtet. Sicherlich könnte man vermuten, dass die Süßstoffkonsumentinnen durch das Einsparen von Kalorien deutlich abnehmen oder zumindest weniger schnell zunehmen würden. Nach Ablauf des Jahres hatten allerdings die Süßstoffverwenderinnen mehr Gewicht zugenommen als die Zuckerkonsumentinnen![15]

Noch eindeutiger ist das Ergebnis einer anderen Untersuchung, bei der die Versuchspersonen zum Frühstück gesüßten Joghurt entweder mit oder ohne Aspartam erhielten. Nach Auswertung der 24-Stunden-Ernährungsprotokolle war am Ende des Tages bei den Teilnehmern der Süßstoffgruppe ein Plus von durchschnittlich 400 Kilokalorien zu verbuchen! Weder die Testpersonen noch die Versuchsleiter wussten, wer welchen Joghurt bekam. Somit ist auszuschließen, dass irgendjemand hätte annehmen können, beim Frühstück weniger Kalorien zu erhalten und deswegen bei den weiteren Mahlzeiten einfach mehr aß.[19] Die offensichtlich appetitanregende Wirkung von Süßstoffen ist schon seit Langem auch Bauern bekannt. Warum sonst sollten Bauern dem Schweinefutter Süßstoff beimischen, wenn nicht zur Steigerung der Futteraufnahme. Süßstoffverfechter führen allerdings das Argument an, dass süßlich schmeckende Nahrung die Futterakzeptanz der Schweine erhöhe und diese einfach nur mehr essen würden, weil Süßes besser schmeckt. Und tatsächlich findet man in der Literatur genauso Untersuchungen, aus welchen die Unbedenklichkeit von Süßstoffgebrauch zur Gewichtsabnahme hervorgeht.[20–22] Ganz eindeutig scheint dieses Gebiet noch nicht erforscht zu sein, um wirklich zuverlässige Aussagen treffen zu können.

WIE DIE PRAXIS OFT ZEIGT, PROFITIEREN MENSCHEN MIT STARKEM VERLANGEN NACH SÜSSEM VON EINER REDUKTION IHRES SÜSSSTOFFVERBRAUCHS

Aber unzählige Erfahrungen diätgeplagter Menschen, die sich hauptsächlich von Diät- und Light-Produkten ernähren, unterstützen die Theorien des vermehrten Hungers durch Süßstoff. Abgesehen davon, dass die Bezeichnung »light« rechtlich gesehen nicht geschützt ist und deswegen keine eindeutige Aussage über das Produkt zulässt, werden gerade bei Light-Produkten anstelle von Zucker oder Fett Süßstoffe als Geschmacksverstärker eingesetzt. Der Hunger lässt sich erfahrungsgemäß mit diesen Lebensmitteln nicht eindämmen, eher das Gegenteil trifft zu. Niemand, auch kein Übergewichtiger, muss deshalb auf spezielle Diät- oder Light-Produkte zurückgreifen. Naturbelassene Lebensmittel ohne geschmacksverändernde Zusätze regulieren das menschliche Hunger-Sättigungs-Empfinden deutlich besser! Sahnequark oder Käse enthalten zwar viel Fett beziehungsweise Eiweiß und dadurch deutlich mehr Energie als vergleichbare Light-Produkte – das Sättigungsgefühl stellt sich allerdings viel früher ein, wodurch man erfahrungsgemäß auch weniger isst. Interessant ist außerdem nicht, ob man Sahne- oder Magerquark zum Frühstück isst.

Eine Gewichtsreduktion entscheidet sich ja nicht anhand einer einzigen Mahlzeit. Die viel wichtigere Frage ist doch, wie stark das Sättigungsempfinden nach einer Mahlzeit anhält und wie viele weitere Kalorien im Tagesverlauf zugeführt werden. Was helfen Light-Joghurts oder Käsesorten mit niedriger Fettstufe, wenn diese Nahrungsmittel nicht lange sättigen und damit auch nicht eine womöglich im kurzen Abstand folgende weitere Mahlzeit verhindern? Abgesehen davon mag bei vielen Light-Produkten aufgrund ihres geringen Fettanteils oft wenig bis gar keine Freude beim Verzehr aufkommen. Fett ist nun mal ein wichtiger und legitimer Geschmacksträger, der den Genuss fördert.

Im Übrigen würde auch regelmäßiger Süßstoffkonsum das oft grundlegende Problem der »Sucht nach Süßem« nicht verringern. Das Bedürfnis ständig nachsüßen zu wollen, wird auch durch den Austausch von Zucker gegen Süßstoff nicht verringert.

Steinalt mit
Low-Fat?

»Fett macht fett und krank« ist zweifelsohne eine der bislang berühmtesten Aussagen der Ernährungsindustrie. Eine unbewusste Falschaussage, wie sich in den letzten Jahren immer deutlicher herausstellt. Seit fast vier Jahrzehnten wird in vielen Teilen der Welt großer Wert auf fettreduzierte Speisen gelegt. Fettreiches Essen wurde verpönt – fettarmes dagegen zelebriert. Das Zählen von Fettaugen ist zum Volkstrend geworden ... Kaum eine Ernährungsrichtlinie wurde so perfekt verinnerlicht, wie der Aufruf zur regelrechten Verbannung der Fette vom Teller. Es scheint fast so, als könne man essen was man wolle, solange nur der Fettanteil niedrig ist. Aber die über mehrere Jahrzehnte andauernde Fetthysterie hat nicht die erhofften Resultate erzielen können. Das Vorkommen gefürchteter Herz-Kreislauf-Erkrankungen, die Häufigkeit von Übergewicht und Diabeteserkrankungen steigt scheinbar unaufhaltsam. Der Titel eines New-York-Times-Artikels fragte deshalb zu Recht, ob nicht alles eine große fette Lüge gewesen sei. [1]

> »BEVOR WIR UNS KOLLEKTIV KASTEIEN SOLLEN DIE FETTGEGNER DOCH ERST EINMAL KLARE BEWEISE FÜR IHRE THESEN AUF DEN TISCH LEGEN.« ULRIKE GONDER [2]

In der Tat ist es den Wissenschaftlern weltweit bis heute nicht gelungen, einen Zusammenhang von hoher Fettzufuhr und zum Beispiel erhöhtem Herz-Kreislauf-Risiko nachzuweisen. So gilt es mittlerweile als wissenschaftlich gesichert, dass eine Low-Fat-Ernährung die Blutfettwerte nicht verbessert und das Herz-Kreislauf-Risiko nicht verringert. [3, 4] Im Wesentlichen ist die Verurteilung »böser« Fette – abgesehen von trans-Fettsäuren –

und ihrem gesundheitlichen Risiko nicht mehr als ein Wunschdenken. [5, 6, 21] Die Wissenschaft dachte, eine plausible Erklärung für die Entstehung von Herzinfarkt und Schlaganfall gefunden zu haben und empfahl fortan die Reduktion von Nahrungsfetten und von Produkten tierischer Herkunft. Wie aber lässt sich dann erklären, dass die Amerikaner seither trotz Fetteinsparung noch häufiger Herz-Kreislauf-Erkrankungen erleiden? Warum sollte die Sterberate aufgrund koronarer Herzkrankheiten in Nordindien geringer sein, obwohl die Bevölkerung dort 19-mal mehr Fett isst als im Süden? [5, 7]

DER GRUND LIEGT UNTER ANDEREM DARIN, DASS EINE HOHE FETTZUFUHR ALLEIN NOCH NIE EIN ERHÖHTES HERZ-KREISLAUF-RISIKO DARSTELLTE! [5, 8–12]

»Die etablierte Ernährungswissenschaft hat Fett dämonisiert, obwohl die Forscher auch 50 Jahre und mehrere Hundert Millionen Dollar Forschungsgelder später nicht beweisen konnten, dass Low-Fat-Ernährung das Leben verlängert.« Gary Taubes. [13] Das Gegenteil ist der Fall: Fettarme und sehr kohlenhydratreiche Ernährung liefert nämlich so viel Zucker, dass die Glukose in der Leber in Fette umgewandelt wird. Diese Fette gelangen dann in den Blutkreislauf und sorgen häufig für hohe Blutfettwerte!

Zahlreiche Hinweise verstärken die These, dass der Entstehung von Herz-Kreislauf-Erkrankungen Faktoren zugrunde liegen, die mit den Fett- und Cholesterinwerten kaum bis gar nichts zu tun haben. Mediziner widmen sich in letzter Zeit immer mehr dem Thema Entzündungen. [14] Die Entstehung eines Infarktes wird nun verstärkt durch entzündete Blutgefäße begründet. Inzwischen gibt es Möglichkeiten, einen sogenannte Entzündungsmarker (CRP-Wert) in der Blutbahn zu bestimmen, anhand dessen sich Gefäßentzündungen und damit das Risiko für kardiovaskuläre Ereignisse bestimmen lassen. Dieser Blutwert wurde deshalb in die medizinische Diagnostik mit aufgenommen. Interessant ist auch der Zusammenhang zwischen CRP-Werten und Ernährung: Es gibt Hinweise darauf, dass Ernährung mit hoher glykämischer Last mit Entzündungen in den Blutgefäßen einhergeht. [19] Ein Zusammenhang mit fettreicher oder cholesterinreicher Ernährung konnte nicht beobachtet werden.

Ein weiterer Denkfehler in der Anti-Fett-Kampagne: Die jahrtausendlange Anpassung menschlicher Gene erfolgte an fett- und eiweißreiche Kost, weniger an Kohlenhydratträger. Eine Imitation einer solchen »Flintstone-Diät« verspricht ausgezeichnete Gesundheit ohne Herz-Kreislauf-Beschwerden. Gefordert ist daher der Schritt zum Jäger und Sammler des 21. Jahrhunderts. [20] Nicht umsonst propagierte bereits in den 1970er-Jahren ein New Yorker Kardiologe eine kohlenhydratarme Ernährung, nachdem er damit das Risiko für Herz-Kreislauf-Erkrankungen bei seinen Patienten erfolgreich senken konnte. Diese folgten seiner Empfehlung, sich hauptsächlich von eiweiß-, fett- und cholesterinhaltigen Lebensmitteln zu ernähren. Geboren war die revolutionäre Dr. Atkins-Diät!

Der mittlerweile verstorbene Robert Atkins setzte damals eine wahre Revolution in Gang, indem er alle gängigen Ernährungsrichtlinien infrage stellte. Eier, Fisch, Fleisch, Butter und Speck setzte er erfolgreich zur Bekämpfung von hohen Cholesterinwerten ein und zusätzlich purzelten bei den nach den Atkins-Richtlinien Lebenden die Pfunde. Der Ernährungswissenschaft und der Low-Fat-Industrie war Atkins wegen seiner umstrittenen Theorien schon damals ein Dorn im Auge. Und auch heute gibt es noch Ernährungswissenschaftler, die seine Ernährungsphilosophie voreingenommen ablehnen. Als ich am 1. Juli 2008 den Begriff Atkins googlete, listete die Internetsuchmaschine auf Rang zwei die Homepage eines Ernährungswissenschaftlers unter anderem mit folgender Aussage: »Nach dieser Diät sind bereits schwere Erkrankungen aufgetreten; lassen Sie deshalb die Finger von der Atkins-

Diät.«[22] Über 30 Jahre nach Erscheinen des ersten Buches über die berühmte Fett-Eiweiß-Diät hat die Wissenschaft heute jedoch begonnen, sich seiner Theorie noch einmal anzunehmen. Allein die epidemieartige Ausbreitung von Übergewicht hat dazu beigetragen, bisherige Ernährungsmodelle kritisch zu hinterfragen.

Atkins kann, muss aber nicht sein

So mancher Übergewichtige hat nach endlosen Misserfolgen den Durchbruch in der Gewichtsreduktion mit der Atkins-Ernährung erleben können. Es scheint nämlich Menschen zu geben, die extrem empfindlich auf Kohlenhydrate reagieren und erst mithilfe der Atkins-Diät endlich ihre Hungerattacken in den Griff bekommen. Nach der neuen Atkins-Diät wird zumindest in der anfänglichen Phase die tägliche Kohlenhydratzufuhr auf 20 bis maximal 40 Gramm beschränkt. Gleichzeitig darf so viel Fett- und Eiweißreiches beziehungsweise Salat gegessen werden, bis sich ein Sättigungsgefühl einstellt.[23] Da vor allem das Gehirn als Energieträger deutlich mehr Kohlenhydrate benötigt, als diese Diät liefert, schaltet der Stoffwechsel im Verlauf der Diät relativ schnell auf sein »Notprogramm« um.

Dieses alternatives Stoffwechselprogramm nennt sich Ketonämie: In der rauen Steinzeit kam es wohl häufiger vor, dass Kohlenhydrate – wie auch Energie insgesamt – über lange Zeiträume nicht verfügbar waren. Die Produktion von sogenannten Ketonkörpern aus Fetten, die als Kohlenhydratersatz dienen können, stellte für die Menschen eine sinnvolle Überlebensstrategie dar. Bedenklich ist die Ketonämie über einen kurzen Zeitraum nicht. Weiterhin besitzt der Stoffwechsel die Fähigkeit, durch die Kohlenhydratneubildung aus Proteinen zusätzlich Treibstoff für die Schaltzentrale herzustellen. Alles in einem verfügt er über perfekte Anpassungsmechanismen, die sich über Millionen Jahre aufgrund entsprechender Umweltbedingungen entwickelt haben. Um die gesundheitlich positiven Effekte einer kohlenhydratreduzierten Ernährungsweise zu genießen, ist der Zustand der Ketonämie aber nicht notwendig. Denn einige Nachteile hat die Atkins-Diät auf Dauer schon: Da während der Phase 1 selbst vitamin- und ballaststoffreiche Früchte und Gemüse nur zum Teil erlaubt sind, droht bei dieser Ernährungsform eine mangelnde Aufnahme von Mikronährstoffen. Diskutiert wird in diesem Zusammenhang außerdem die Begünstigung von Osteoporose durch die langanhaltende überwiegende Zufuhr säurebildender Lebensmittel (Fleisch, Fisch, Eier etc.).[24]

Provoziert durch die hohe Säurebildung scheint der Körper zur Regulierung unter anderem basisch wirkendes Calcium aus den Knochen zu lösen, was diese letztlich porös macht. Ein möglicher Nachteil der Atkins-Diät – und zusätzlicher Grund, ausreichend große Mengen Obst und Gemüse zu essen. Sie scheinen die Säure-Basen-Balance und damit die Knochengesundheit zu fördern.[25–27] Ein weiteres Problem stellt die hohe Abbruchquote unter den Atkins-Diätern dar; die radikale Kohlenhydrateinschränkung liegt einfach nicht jedem. Wer jedoch die einzelnen Diät-Phasen durchhält, nimmt in den meisten Fällen ab.

Säure-Basen-Balance

Viele Stoffwechselprozesse im Körper können nur ablaufen, wenn Säuren und Basen im Gleichgewicht sind. Auch Struktur und Funktion von Körperzellen, Eiweißbausteine und das Bindegewebe werden vom pH-Wert beeinflusst. Ist das Säure-Basen-Gleichgewicht langfristig gestört, kann dies ein Risikofaktor für die Entstehung chronischer Erkrankungen sein, wie zum Beispiel Osteoporose oder Gicht. Zusätzlich führt eine chronische Übersäuerung auch zur Speicherung von Säuren im Bindegewebe: Seine Wasserbindungsfähigkeit wird vermindert und es verhärtet allmählich (vorzeitige Alterung, Cellulite). Mit der Zeit werden auch Knorpelgewebe, Sehnen und Bänder in Mitleidenschaft gezogen, rheumatische Erkrankungen können die Folge sein.

Typisch für unsere moderne Ernährung ist ein relativ hoher Anteil säurebildender Nahrungsmittel – vor allem Auszugsmehl und tierisches Eiweiß. Diese fördern eine stetige Abnahme der Knochendichte und viele Zivilisationsleiden, wenn nicht zugleich reichlich Basenbildner mit der Nahrung aufgenommen werden. Deswegen darf weder eine kohlenhyratbetonte noch eine eiweißreiche Nahrung arm an Basenbildnern sein! Gemüse, Obst und Nüsse sollten einen Großteil des Nahrungsvolumens ausmachen!

Starke Säurebildner: Weißmehl,. Schokolade, Kaffee, Alkohol, Zucker, Fleisch, Fisch, Käse, Eier, Wurstwaren

Starke Basenbildner: Früchte, Beeren, Gemüse, Wurzelgemüse, Pilze, Nüsse, Molke

Die Anti-Cholesterin-Kampagne

Beim Stichwort »Cholesterin« zucken die meisten verschreckt zusammen: Cholesterin wird seit einigen Jahren automatisch mit Herzinfarkt und Schlaganfall in Verbindung gebracht.

Die Cholesterin-Panik vermieste so manchem Liebhaber das morgendliche Frühstücksei. Schließlich ist der kundige Verbraucher über das Risiko cholesterinreicher Ernährung ausreichend informiert. Folglich führt jeder Supermarkt cholesterinarme Lebensmittel wie zum Beispiel Margarine im Sortiment – der Gesundheit zuliebe ... Gesundheitsorganisationen rufen gemeinschaftlich zur Cholesterinwertbestimmung in deutsche Arztpraxen. Die Fürsorge reicht mittlerweile sogar so weit, dass um Gesundheit besorgte Verbände nicht nur Erwachsenen, sondern auch Kindern und Jugendlichen zum regelmäßigen Bluttest raten. Unter anderem fordert die Lipid-Liga Eltern auf, ihre Kinder bereits im Alter von zehn Jahren zur Cholesterinwertbestimmung zum Arzt zu schicken![1]

»Es erstaunt dabei nicht, dass nur wenige Menschen unterhalb der willkürlich festgelegten Grenzwerte liegen. Ein Überschreiten bedeutet gleichermaßen Behandlungsbedürftigkeit.« Der Biologe und Spiegeljournalist Jörg Blech schreibt hierzu: »Selten ist eine medizinische Kampagne, welche die Mehrheit eines Volkes zu Patienten stempelt, mit solcher Wucht und solchem Marketingaufwand vorangebracht worden.«[2] Und was vermutlich nur wenige wissen: Cholesterin ist kein Bösewicht, sondern ein lebensnotwendiger Stoff. Würde dieser fehlen, wären etliche Stoffwechselprozesse nicht denkbar. Denn Cholesterin erfüllt eine ganze Reihe wichtiger Aufgaben: unter anderem den Aufbau der Zellmembranen oder die Bildung von Gallensalzen. Cholesterin dient weiterhin in großen Mengen als Bausubstanz im Gehirn. Wäre dieser Nahrungsbestandteil schädlich, hätte die Natur sicher auch für niedrigere Cholesterinkonzentrationen in Muttermilch gesorgt: Diese enthält mehr als doppelt so viel Cholesterin wie zum Beispiel Kuhmilch (Muttermilch: 25 Milligramm je 100 Milliliter – Kuhmilch: 12 Milligramm je 100 Milliliter). Eine britische Studie fand dazu heraus, dass gestillte Kinder im Alter von 13 bis 16 Jahren weitaus bessere Blutfettwerte aufweisen, als jene, die Säuglingsmilchpräparate erhielten. [3] Man vermutet, dass der hohe im Säuglingsalter aufgenommene Cholesterinanteil die spätere Verwertung dieses Stoffes aus der Nahrung optimiert.

Aus Cholesterin werden auch die Sexualhormone Östrogen und Testosteron sowie das Vitamin D gebildet. Eine weitere wichtige Funktion erfüllt Cholesterin als Antioxidans im menschlichen Körper. Es bietet Schutz gegen Angriffe freier Radikale im Körper, welche unter anderem für die Entstehung von Krebs, Schlaganfall oder Herzinfarkt verantwortlich gemacht werden.

Das bedeutet, dass Cholesterin als Fänger freier Radikale die Wirkung dieser gefäßschädigenden Substanzen abschwächt! Hohe Cholesterinspiegel sind daher oftmals ein Zeichen erhöhter Radikalbelastung, wozu der Körper als Schutzmaßnahme die Cholesterinproduktion ankurbelt.

Damit erklärt sich auch, warum ältere Menschen häufig erhöhte Cholesterinspiegel vorweisen – dies können natürliche und sinnvolle Reaktionen auf die im Alter ansteigende Radikalbelastung sein. Unter diesem Gesichtspunkt sind (in einem tolerierbaren Bereich) »erhöhte« Cholesterinspiegel nicht als »krankhafte und behandlungsbedürftige« Alterserscheinungen, sondern als geschickte Stoffwechselanpassungen an Umweltbedingungen zu sehen. [4] Kein Wunder also, dass mehr als 60 Prozent der Herzinfarkte bei Menschen mit normalem Cholesterinspiegel auftauchen und der Großteil der

Personen mit hohen Cholesterinspiegeln niemals einen Herzinfarkt erleidet. [5] Cholesterin ist daher nicht Verursacher von Herz-Kreislauf-Erkrankungen, sondern eher ein Hinweis auf selbige und kann deren Entstehung sogar verhindern.

Mittlerweile existieren zusätzlich viele Untersuchungen, aus denen hervorgeht, dass kein oder nur ein geringer Zusammenhang zwischen der Menge des in Lebensmitteln enthaltenen Cholesterins und der Entstehung von Herzerkrankungen besteht. [6–8] Ohnehin verändert das Nahrungscholesterin nur unwesentlich den im Blut vorhandenen Spiegel. Je nach Veranlagung und Ernährungsgewohnheiten verändert Nahrungscholesterin nur zu etwa 2 bis maximal 15 Prozent den Blutpegel. Viel entscheidender hierbei: die körpereigene Cholesterinproduktion. Darüber hinaus scheint der menschliche Körper über einen Regulationsmechanismus zu verfügen: Steigt der Cholesterinanteil in der Ernährung, wird die körpereigene Cholesterinproduktion gedrosselt. Somit bleibt das Cholesteringleichgewicht stets gewahrt.

Bei der Diskussion um erhöhte Cholesterinspiegel kann das in der Nahrung vorkommende Cholesterin guten Gewissens vernachlässigt werden, sofern ein funktionierender Rückkopplungsmechanismus existiert. Bedeutender ist die Tatsache, dass die körpereigene Cholesterinproduktion durch Insulin angeregt werden kann! Die Zusammenhänge zwischen kohlenhydratreicher Kost und damit verbunden erhöhten Insulinwerten rücken dabei erneut in den Mittelpunkt. Wenn das in Lebensmitteln enthaltene Cholesterin den Cholesterinspiegel im Blut kaum beeinflusst, die bedeutsamerere körpereigene Produktion jedoch durch Insulin verstärkt wird, bedeutet das: Fettarme und kohlenhydratreiche Ernährung erhöht den Cholesterinspiegel, fett- und cholesterinreiche beziehungsweise kohlenhydratarme Kost in der Regel nicht!

>>FETTARME, KOHLENHYDRATREICHE DIÄTEN
SCHEINEN HERZERKRANKUNGEN ZU FÖRDERN,
BESONDERS WENN SIE GENETISCH BEDINGT
AUF KOHLENHYDRATE MIT EINEM
HOHEN INSULINSPIEGEL REAGIEREN.<<
DR. BARRY SEARS [9]

Was zunächst paradox klingt, lässt sich an mehreren plausiblen Fällen beweisen: Die von Beratern seit Langem hoch gelobte japanische Ernährung enthält zum Beispiel alles andere als cholesterinarme Lebensmittel. Typisch für die ostasiatische Küche sind reichlich Schweinefleisch, Fisch, Ei und Schalentiere. Besonders letztere, zum Beispiel Muscheln, gelten als wahre Cholesterinbomben. Und trotzdem erfreuen sich gerade Japaner bester Gesundheit.

Ein weiteres Beispiel ist das in Kenia lebende Volk der Massai. Die Massai vertreten die Einstellung, dass pflanzliche Nahrung nur für Tiere bestimmt ist und ernähren sich dementsprechend ausschließlich von tierischen Erzeugnissen. Auf dem Speiseplan der Massai stehen weder Obst und Gemüse noch Getreideprodukte – Hauptnahrungsquellen bilden Milch, Tierblut und Rindfleisch. Verglichen mit der deutschen Küche enthält diese Ernährung sicher ein Vielfaches an Cholesterin. In den 1960er- und 1970er-Jahren beschäftigte sich Prof. George Mann ausführlich mit den gesundheitlichen Risiken einer solchen Ernährung. Er fand dabei heraus, dass hohe Cholesterinwerte beziehungsweise Herz-Kreislauf-Erkrankungen den Massai unbekannt waren! [14]

Was sowohl Massai als auch Japaner nicht beziehungsweise kaum verzehren sind Getreideerzeugnisse, Zucker und industriell hergestellte Lebensmittel. Obwohl sich cholesterinreiche Nahrung in der Regel als unproblematisch herausgestellt hat, wird sie von Ernährungswissenschaftlern und -medizinern mit Vorliebe bekämpft. Sie unterstützen damit die von vielen Ärzten geforderte Hauptmaßnahme zur Prävention von Herz-Kreislauf-Erkrankungen: die Reduktion des Cholesterinspiegels.

Neben der Tatsache, dass Cholesterin bedeutende Schutzwirkungen im menschlichen Körper hat, agiert Cholesterin außerdem noch in einem weiteren wichtigen Stoffwechselprozess: Wie die Wissenschaft heute weiß, ist Cholesterin für funktionstüchtige Serotonin-Rezeptoren im Gehirn notwendig. Der Stoff Serotonin ist als »Glücksbote« des Gehirns bekannt, deshalb kann ein geringer Cholesterinspiegel die Neigung zu schlechter Laune und Depression verstärken. [10–12] Es wird vermutet, dass die medikamentöse Senkung des Cholesterinspiegels sogar den Hang zum Selbstmord verstärken kann. [13] Da Cholesterin antioxidativ wirkt, besteht durch die Reduktion des Cholesterinspiegels zusätzlich ein geringerer Schutz gegen zerstörerische freie Radikale. Der Hang zu Depressionen ist erhöht und im schlimmsten Fall steigt sogar das Krebs- und Herz-Kreislauf-Risiko. Als herzschädigender Stoff verschrien, kann Cholesterin mitunter sogar Leben retten.

Paul Rosch vom American Institute of Stress sagt hierzu: »Die Öffentlichkeit wurde einer solchen Gehirnwäsche unterzogen, dass viele Menschen glauben, je niedriger ihr Cholesterinspiegel, desto gesünder oder länger würden sie leben. Nichts könnte weiter von der Wahrheit entfernt sein als diese Aussage.« Weiter heißt es: »Das Cholesterin-Kartell bestehend aus Pharmakonzernen, Herstellern von Low-Fat-Lebensmitteln und Blutuntersuchungsapparaten sowie andere Beteiligte mit großen finanziellen Interessen haben eine äußerst erfolgreiche Werbekampagne durchgeführt. Ihr Einfluss ist so groß, dass sie Medizin- und Regierungsbehörden beeinflussen, die uns normalerweise vor solch einem unbegründeten Dogma schützen sollten.« [15]

> »FALLS SIE SICH JETZT ‚VERUNSICHERT'
> FÜHLEN, DANN DENKEN SIE DARAN,
> DASS ES BESSER IST, MIT ZWEIFELN ZU ÜBERLEBEN,
> ALS VERTRAUENSVOLL ZU STERBEN.«
> DR. PETER SCHMIDSBERGER [16]

Statt eindeutige Risikofaktoren wie Rauchen, Diabetes oder Bluthochdruck zu reduzieren, oder das Herz-Kreislauf-System durch Sport zu aktivieren, sollen schon zehnjährige Kinder ihren Cholesterinwert kennenlernen. Gemäß den Vorstellungen der Befürworter dieser Maßnahme sollen vermutlich bereits Grundschulkindern erste »cholesterinsenkende Diäten« serviert werden. Und für den Fall, dass ein Kind nach der HDL- und LDL-Cholesterin-Bestimmung doch nicht seinen Lebensstil ändert, hält die Industrie entsprechende, weiterführende Maßnahmen bereit. Lange wird es wohl nicht mehr dauern, bis selbst Kindern die regelmäßige, zum Teil schon vorsorgliche Einnahme von cholesterinreduzierenden Medikamenten eingebläut wird. Im November 2003 wurde bereits die passende Untersuchung vorgestellt: Darin wurde die Unbedenklichkeit einer mehrjährigen Einnahme von lipidsenkenden Medikamenten bei 8- bis 18-jährigen Kindern bewiesen ...[17]

Freispruch für das Ei!

Lange Zeit galt das Ei als Cholesterinbombe Nummer eins. Aufgrund der Behauptung, Nahrungscholesterin würde Herz-Kreislauf-Erkrankungen provozieren, wurde der »erlaubte« Eierkonsum in den immer noch gültigen offiziellen Ernährungsempfehlungen auf zwei bis drei Stück pro Woche beschränkt. Im Übrigen basierte diese Empfehlung nur auf Vermutungen, ohne den geringsten Beweis der Richtigkeit. Neuere Studien belegen eindeutig, dass der menschliche Cholesterinspiegel durch die Anzahl wöchentlich verzehrter Eier unberührt bleibt. [18,19] Den überwältigenden Beweis lieferte 1999 eine umfangreiche

Studie der Ernährungsabteilung der Boston University. Dazu wurde der Eierkonsum von knapp 38.000 Ärzten und mehr als 80.000 Krankenschwestern über einen Zeitraum von 14 Jahren dokumentiert. Die Spanne reichte von einem Ei pro Woche bis hin zu mehreren pro Tag. Dabei fiel letztlich auf, dass die Anzahl konsumierter Eier keinen Einfluss auf die Entstehung von Arteriosklerose etc. hatte. Und es kommt noch besser: Nicht nur, dass selbst ein regelmäßiger Eierverzehr das Herz-Kreislauf-Risiko nicht erhöht, er konnte es sogar senken! Dies traf zumindest für die weibliche Gruppe mit dem höchsten Eierkonsum zu. [19] Entgegen der Aufforderung, den Eierverbrauch aufgrund angeblich gesundheitlicher Risiken zu senken, können besonders Frauen vom täglichen Frühstücksei profitieren! Auch die 2007 veröffentlichte Analyse an 9.734 repräsentativ ausgewählten Erwachsenen zwischen 25 und 74 Jahren belegt: Ob ein, ein bis sechs oder mehr als sechs Eier pro Woche – das Risiko für Herz-Kreislauf-Erkrankungen ändert sich dadurch nicht. [25]

Natur oder Chemie – Butter oder Margarine?

Man schrieb das Jahr 1869, als in Südfrankreich das Margarine-Patent erteilt wurde. Die qualitativ nicht sonderlich ausgereifte Margarine konnte als Butter-Imitation zunächst keine große Anerkennung gewinnen. Im 20. Jahrhundert gelang es jedoch der Industrie, den Verbrauchern einen großen gesundheitlichen Vorteil durch Margarineverzehr einzureden und gleichzeitig vor regelmäßigem Butterkonsum zu warnen. Erneut drehte sich die Diskussion um tierische beziehungsweise gesättigte Fettsäuren in der Butter und ob diese hohe Blutfett- und Cholesterinwerte provozieren würden. Durch Medien gewarnt und im guten Glauben, etwas für die Gesundheit zu tun, stieg die Mehrheit der aufgeklärten Bevölkerung auf Margarine zum Kochen, Backen und als Brotbelag um. In den folgenden Jahrzehnten verhalf dies den Herstellern zu rekordverdächtigen Umsatzspannen, die unter anderem durch die Verwendung billiger und zum Teil qualitativ schlechter Sonnenblumen- oder Maisöle noch gesteigert werden konnten. Damit die Margarine nicht vom Brot fließt, werden flüssige Öle einer Härtung unterzogen, in deren Verlauf die Öle stark erhitzt werden. Dieser Prozess nennt sich Fetthärtung oder Hydrogenierung. Gekennzeichnet werden solche Fette auf der Zutatenliste eines Produktes als »gehärtete oder zum Teil gehärtete Fette«. Bei der Hydrogenierung werden Wasserstoffatome der Fettsäuren verschoben, und es können sogenannte trans-Fettsäuren entstehen. Die Biochemikerin und Ernährungsberaterin Dr. Mary Enig sowie die Journalistin Sally Fallon beschäftigen sich seit Jahrzehnten hauptsächlich mit dem Thema Fett und Cholesterin in der Ernährung. In ihrem gemeinsamen Buch warnen sie eindringlich vor dem Verzehr von trans-Fettsäuren.

TRANS-FETTSÄUREN SIND FÜR DEN KÖRPER GIFT, ABER LEIDER ERKENNT SIE UNSER VERDAUUNGSSYSTEM NICHT ALS SOLCHES [20]

Diese Fette gelangen ungehindert bis ins Innere der Zellen, wo sie aufgrund ihrer stark veränderten Struktur nicht verwertet werden können. Heute geht die Wissenschaft davon aus, dass durch das Vorkommen von trans-Fettsäuren im menschlichen Körper unter anderem die wichtige Bildung von Gewebshormonen unterdrückt wird. Krebs, Diabetes, Immunschwäche, Muskelprobleme und Arteriosklerose stehen im direkten Zusammenhang mit der Menge aufgenommener trans-Fettsäuren. [21–23] Der letzte Punkt ist auch deswegen so interessant, weil sich das Hauptargument für Margarine – zum Beispiel auch in der Werbung – auf ihren besonders gefäßschützenden Effekt bezieht. Offensichtlich werden die empfindlichen pflanzlichen Fette durch den beschriebenen Härtungsprozess so sehr verändert, dass sie die Krankheiten, die sie eigentlich verhindern sollen, sogar selbst provozieren!

Die Beliebtheit und der gängige Verbrauch von Margarine ist eines vieler Beispiele, welche beängstigende Macht die Industrie durch Werbung auf das Konsumverhalten der Bevölkerung ausübt. Da das Wissen um die negativen Auswirkungen der trans-Fettsäuren mittlerweile auch Herstellern bekannt ist, ist der Anteil gehärteter Fette in Margarine heutzutage nicht mehr allzu groß. Auch Butter enthält im Übrigen kleine Anteile an trans-Fettsäuren, da diese auch im Kuhmagen entstehen und kleinere Mengen in die Milch übergehen. Wissenschaftler führen jedoch an, dass diese trans-Fettsäuren »natürlicher« sind, da die Natur sie selbst herstellt. Die in Margarine enthaltenen Fette hingegen sind dem menschlichen Körper unbekannt, denn deren Herstellung setzt industrielle Verarbeitungsprozesse voraus.

Die beunruhigende Datenlage zu den gesundheitlichen Risiken durch Konsum von trans-Fettsäuren hat vor einiger Zeit weltweit zum ersten Mal eine Staatsregierung dazu bewegt, gesetzliche Regelungen zu treffen: Seit dem 1. Januar 2004 dürfen in Dänemark Fette und Öle, welche einen über zweiprozentigen Anteil an industriell hergestellten trans-Fettsäuren enthalten, nicht mehr verkauft werden. [24] Butter wird von so manchem Liebhaber als das kostbarste Fett gepriesen, das wir haben. Butter gilt als wahres Naturprodukt mit einzigartigem Geschmack. Ihr Herstellungsprozess unterliegt in der Regel strengsten Kriterien zur Qualitätssicherung. Was den Konsum betrifft, so entscheidet auch hier wie so oft das gesunde Mittelmaß: Der gelegentliche Verzehr von Margarine wird kaum größere negative Auswirkungen auf die Gesundheit haben. Butter hingegen kann von bisherigen Vorwürfen freigesprochen werden – sie hat ihren Ruf als Verursacher von Herz-Kreislauf-Erkrankungen zu Unrecht erhalten. Und wie schon eine alte Bauernregel besagt: »Kriegt die Kuh mal schlechtes Futter, wird's Margarine anstatt Butter.«

Fett + Eiweiß = schlanke Hüften

Nicht nur die Entwicklung in den USA bestätigt, dass gerade die fettarme Ernährung das Übergewichtsproblem entscheidend mitzuverantworten hat. Es ist richtig, dass Übergewichtige häufig mehr Fett essen als Schlanke. Ob aber gerade Fett an der Entstehung von Übergewicht verantwortlich ist, ist eine andere Frage. Viele Beobachtungen lassen große Zweifel am Zusammenhang von Fettanteil in Mahlzeiten und der wachsenden Zahl übergewichtiger Menschen zu. Das in diesem Zusammenhang oft zitierte amerikanische Paradoxon zeigt: Zwischen 1976 und 1991 sank der Fettanteil in amerikanischer Ernährung von 41 Prozent auf 36,6 Prozent. Die Verbreitung von Übergewicht stieg im gleichen Zeitraum um ein Drittel von 25,4 Prozent auf 33,3 Prozent. Zusätzlich sank sogar die tägliche Kalorienaufnahme um vier Prozent und 76 Prozent der Amerikaner nutzten 1991 kalorienreduzierte Produkte. [1] Ohne den erhofften Erfolg ... [2,3]

Walter C. Willett macht in einem Artikel im American Journal of Clinical Nutrition darauf aufmerksam, dass 60 Prozent der südafrikanischen Bevölkerung übergewichtig sind, obwohl nur 22 Prozent ihrer täglichen Kilokalorien aus Fett stammen. »[...] ein massives Übergewichtsproblem kann sogar auftreten, wenn die Fettaufnahme niedrig ist.« [4] Fetteinsparen hat sein Ziel verfehlt, die ersatzweise in größeren Mengen konsumierten Kohlenhydrate rufen in Scharen das fetteinlagernde Insulin hervor. Fettarm macht schlank – an diesem Irrglauben sind bereits unzählige Abnehmwillige gescheitert. Trotzdem werden fettarme Ernährungskonzepte als stets erfolgreiche Abnehmstrategie verkauft. Zu Recht fragt diesbezüglich ein kritischer Artikel über Abnehmkonzepte der Krankenkassen in der Zeitschrift Der Kassenarzt: »Bringt die AOK die Dicken um?« [5]

Paul Marantz im Januar 2008 hierzu: »Ironischerweise sieht es heute so aus, dass die US-amerikanischen Richtlinien, welche zur Fettreduktion aufrufen, die Übergewichtsepidemie möglicherweise verschlimmert hat, anstelle sie zu verbessern.« [17]

Nach wie vor gibt es keine eindeutigen Belege für Vorteile fettreduzierter und kohlenhydratreicher Ernährung hinsichtlich einer Gewichtsreduktion. [6,7] Die Konsequenz: Statt des täglichen Brots sollte nun zum Beispiel Eiweißreiches in den Vordergrund rücken. Bei genauem Hinsehen fällt unter anderem auf, dass Putenbrust oder Lammfilet pro 100 Gramm nur circa 100 bis 115 Kilokalorien enthalten. Circa 70 bis 80 Prozent des Fleisches bestehen aus Wasser, übrig bleiben gerade einmal 20 bis 30 Gramm feste, energieliefernde Nahrungsbestandteile wie Eiweiß oder Fett. Zum Vergleich: 100 Gramm Früchtemüsli oder Nudeln (roh) beinhalten lediglich zehn bis zwölf Gramm Wasser, dafür fast 90 Gramm energiehaltige Nährstoffe, vor allem Kohlenhydrate. Damit hat Früchtemüsli eine deutlich höhere Energiedichte und liefert mit 360 Kilokalorien pro 100 Gramm mehr als dreimal so viel Energie wie vergleichbare Mengen Putenfleisch. Nach bisherigen Ernährungsempfehlungen sollen die »Sättigungsbeilagen« wie Kartoffeln, Reis oder Nudeln einen hohen Anteil des täglichen Speiseplans ausmachen. Das persönliche Kalorienkonto kann somit schnell mal überzogen werden. Hingegen liefert ein Rinderfilet, zum Beispiel in Kombination mit Tomaten-Zwiebel-Feldsalat, nicht nur relativ wenig Energie, sondern sorgt durch hohen Eiweißanteil im Fleisch beziehungsweise Ballaststoffen aus Gemüse für lang anhaltende Sättigung. Eine auf VOX ausgestrahlte BBC-Reportage berichtete genau über diesen Effekt bei der Atkins-Diät. In Experimenten ließ sich nämlich feststellen, dass Probanden, die unter der Atkins-Ernährung so viel Fett und Eiweiß essen konnten, wie sie wollten, trotz der »Freigabe« an Kalorien am Ende des Tages meist deutlich weniger Energie aufgenommen hatten als die

Low-Fat-Gruppe. Durch eine lang anhaltende Magenfüllung mit fett- und eiweißreichen Lebensmitteln stellt sich eben viel seltener ein erneutes Hungergefühl ein. Abnehmen ohne zu hungern bleibt damit kein Traum mehr, sondern lässt sich durch eine einfache und nachvollziehbare Ernährungsumstellung erzielen: eine voluminöse Magenfüllung bei gleichzeitig geringer Energiedichte zum Erreichen einer negativen Energiebilanz. Zusätzlich niedrige glykämische Last und hohes Aufkommen von lebenswichtigen Mineralstoffen und Vitaminen heißt die wirksame Abnehmstrategie.

Hoher Eiweißanteil wirkt sich in weiterer Hinsicht günstig auf eine Gewichtsreduktion aus. Da zur Eiweißverdauung im Vergleich zu Kohlenhydraten und Fetten deutlich mehr Energie aufgewendet werden muss, wird ein Teil der mit der Nahrung zugeführten Energie im Betriebssystem gleich wieder verbrannt. [8] Das wirkt positiv auf die Energiebilanz. Eine eiweißbetonte Ernährung kann außerdem die wertvolle Muskelmasse erhalten, wodurch der tägliche Kilokalorienverbrauch zumindest konstant bleibt. Ein häufiges Problem bei kohlenhydratreichen und fett- beziehungsweise eiweißarmen Diäten besteht nämlich darin, dass die drastische Reduktion von Eiweiß den Stoffwechsel zum vermehrten Abbau eigener Eiweißreserven im Muskel zwingt. Erzielt wird ein Einbruch im Gesamtenergiehaushalt, da aktive Körpermasse verloren geht. Ein angemessener Eiweißanteil bildet die Nährstoffgrundlage zum Erhalt vorhandener Muskelmasse. Besonders positiv wirkt sich die Erhöhung der Eiweißzufuhr in Verbindung mit Muskel- oder Widerstandstraining aus. Hierbei erhält der Körper zusätzlich gezielte mechanische Reize zum Erhalt beziehungsweise Aufbau von Muskelgewebe. Viel Eiweiß und qualitativ hochwertiges Fett bergen außerdem keineswegs gesundheitliche Nachteile. Das beweisen seit geraumer Zeit Untersuchungen an den Inuits. Die Ernährung dieser Eskimos besteht zum größten Teil aus Fisch und Fleisch. Früchte und Gemüse können aufgrund der selten aufblühenden Landschaft nur im Sommer in den Speiseplan eingebracht werden.

Diese größtenteils aus Fett und Eiweiß bestehende Nahrung ist nicht mit gesundheitlichen Risiken verbunden. Ihre Ernährungsform war bis vor einiger Zeit frei von industriell hergestellten Produkten, frei von Zucker und trans-Fettsäuren. Herz-Kreislauf-Erkrankungen, Herzinfarkt, Schlaganfall, Diabetes oder hohe Blutfettwerte nahmen bei den Inuits einen unbedeutenden Stellenwert ein. Zumindest bis zu dem Zeitpunkt, als auch sie sich dem Einfluss westlicher Esskultur nicht mehr verwehren konnten, erfreute sich dieses Volk bester Herz-Kreislauf-Gesundheit. Diese Erfahrung konnte bereits ein kanadischer Forscher zu Beginn des 20. Jahrhunderts sammeln.

Jahrzehnte vor der Diätrevolution Atkins legte Vilhjalmur Stefansson den Grundstein für die heute so berühmte Fett-Eiweiß-Diät. Zwischen 1906 und 1918 schloss sich der Kanadier gemeinsam mit seinem Forschungsteam den Inuits nahe der kanadisch-amerikanischen Grenze an. In diesen zwölf Jahren erforschte er ihre Lebensweise und Essgewohnheiten. Was er herausfand, widersprach bereits damals allen gültigen Ernährungsansichten. Stefansson erstaunte es am meisten, dass er über lange Zeiträume täglich gleiche Lebensmittel (hauptsächlich Fisch) verzehren konnte, ohne davon übersättigt zu sein. Die gewohnte Lebensmittelvielfalt vermisste er nach einiger Zeit kaum noch.

Er beschreibt außerdem einen Abschnitt von fünf Jahren, in dem er ausschließlich von Fleisch, Fisch und Wasser lebte, ohne geringste Anzeichen von hohem Blutdruck, Arterienverstopfung, Rheuma oder Ähnlichem. Sein Gesundheitszustand verbesserte sich sogar durch diese spezielle Ernährungsweise von Monat zu Monat. [9]

Etwas mehr Eiweiß macht die Nieren
nicht krank

Gerne wird protein- beziehungsweise fleischreicher Ernährung eine gefährliche Schädigung der Nieren und daraus entstehende hohe Harnsäurewerte (Hyperurikämie) nachgesagt. Diese wiederum werden in Verbindung mit Gicht und Rheuma gebracht, heutzutage weit verbreitete Gelenkerkrankungen. Gründe für erhöhte Harnsäurespiegel gibt es allerdings viele: Entweder ist zum Beispiel die körpereigene Produktion zu hoch (kann genetisch bedingt sein) oder die Ausscheidung durch die Niere zu gering. Fettähnliche Begleitstoffe aus Fleisch oder Alkohol, sogenannte Purine, stellen grundsätzlich ebenso wie der vermehrte Abbau von Körperzellen bei schweren Krankheiten oder nach Operationen ein Risiko für hohe Harnsäurewerte dar. [8] Mittlerweile ist hinreichend bekannt, dass Übergewicht und das metabolische Syndrom die wichtige Harnsäureausscheidung durch die Niere drastisch verringern. [10–12] Die Erkrankungen des metabolischen Syndroms sind heute typische Begleiter von Wohlstandsgesellschaften.

Sie sind nicht das Ergebnis fleischreicher Kost, sondern vorrangig der Kombination aus Bewegungsmangel und Insulinresistenz. Hohe Insulinmengen hemmen die Harnsäureausscheidung, weshalb die Werte zusätzlich ansteigen. Fleisch hingegen übt bekanntlich keinen nennenswerten Einfluss auf die Insulinwerte aus. Daher ist das Risiko für Hyperurikämie und Gicht durch fleischreiche Ernährung in der Regel nicht erhöht. Große Mengen Eiweiß schädigen keineswegs die Niere, denn diese ist in der Lage, sich durch Vergrößerung der vermehrten Arbeit anzupassen. Selbst Leistungssportler, die teilweise bis zu drei Gramm Protein pro Kilogramm Körpergewicht am Tag essen, sind sicher. Zumindest gelten diese Erkenntnisse für gesunde Personen ohne entsprechende Nierenvorschädigungen. [13–15] Bedenklich sind höchstens im Fleisch vorkommende Begleitstoffe wie Purine, welche durchaus negativen Einfluss auf Gelenkerkrankungen haben können. Vorrangige Ziele einer Therapie zur Reduktion von Harnsäurewerten sollte das Abspecken überflüssiger Pfunde, Reduktion von Alkohol, regelmäßige Bewegung und Verringerung der glykämischen Last und damit des Insulinbedarfs sein. Diese Maßnahmen haben sich als erfolgreicher herausgestellt als die typische Empfehlung »wenig Fleisch dafür viele Kohlenhydrate«.

Erst wenn andere Maßnahmen nicht greifen, sollten purinhaltige Lebensmittel wie Fleisch oder Innereien gemieden werden. [10,16] Das Problem erhöhter Harnsäurespiegel ist wie viele andere Stoffwechselprozesse recht komplex und nicht auf nur einen Faktor zurückzuführen. Nur allzu oft werden fein aufeinander abgestimmte Regelungsmechanismen des menschlichen Körpers vereinfacht dargestellt und voreilig Rückschlüsse gezogen. Gleiches scheint bei der Betrachtung von Risikofaktoren für Gicht und Rheuma passiert zu sein. Fleisch wegen des hohen Anteils an Proteinen, gesättigten Fetten und Purinen als Verursacher von Gelenkerkrankungen darzustellen, passte ganz offensichtlich in die Low-Fat-Philosophie. Zu Unrecht ... Dem Speck an Bauch und Hüften mit regelmäßigem Fleischverzehr zu Leibe zu rücken, steht also grundsätzlich nichts im Wege.

Wenn Fett, dann richtig!

Mittlerweile gestehen zumindest einige Ernährungsberater eine Fehleinschätzung hinsichtlich des Zusammenhangs von Fettaufnahme und Übergewicht beziehungsweise Herzkrankheiten ein. Dies bedeutet aber nicht, dass nach jahrelanger Fettverteufelung dieses nun in riesigen Mengen auf den Teller gehört. Auch Fett ist nicht gleich Fett, genauer hinschauen lohnt sich. Das dachte sich auch die Wissenschaft und beurteilt seit einigen Jahrzehnten vor allem eine der drei Fettsäurearten, nämlich die gesättigten, negativ. Grund: Den entsprechenden Nahrungsquellen (zum Beispiel Butter und Fleisch) wurde Förderung von Herz-Kreislauf-Erkrankungen unterstellt. Mit dem Argument, gesättigte Fette würden zu hohem Cholesterinspiegel führen, wurden allen voran tierische Fette als Krankmacher präsentiert. Andererseits sollten ungesättigte Fette gefäßschützenden Charakter haben und Nahrungsmittel mit hohem Anteil dieser Fettsäuren häufiger gegessen werden. Die mutmaßlich besonders guten Eigenschaften dieser Fette wurden genutzt, um vor allem Margarine ein positives Image zu verpassen.

Fetter Unsinn?

Zu Anfang des 20. Jahrhunderts stammte die tägliche Fettzufuhr zum größten Teil aus Quellen mit gesättigten (Schmalz, Kokosfett, Rindertalg oder Butter) Fetten und nur minimalem Anteil einfach ungesättigter Fette. [1] Allerdings forderte die Wissenschaft eine veränderte Fettsäurenaufnahme zugunsten ungesättigter Fette, um Herz-Kreislauf-Erkrankungen zu vermeiden. Die Empfehlungen wurden konsequent umgesetzt. Letztlich finden sich in moderner Ernährung hauptsächlich mehrfach ungesättigte Fette aus Pflanzenölen oder Margarine wieder. [1, 2] Mit ungeahnten Folgen: Zunehmend stellte sich heraus, dass der übermäßige Konsum mehrfach ungesättigter Fettsäuren den Gesundheitszustand verschlechtert. Als ungünstig hat sich die Instabilität dieser Fette erwiesen – sie haben die negative Eigenschaft, zügig mit Sauerstoff und Wärme zu reagieren und daraufhin ranzig zu werden. Unter diesem Gesichtspunkt ist vor allem starker Gebrauch von Sonnenblumenöl beim Kochen oder Braten zu überdenken. Dieses Pflanzenöl ist nämlich besonders reich an mehrfach ungesättigten Fetten. Beim Erhitzen entstehen zahlreiche freie radikale Moleküle, die unter anderem Arterienwände schädigen oder Krebs hervorrufen können. Befindet sich Sonnenblumenöl in hellen Flaschen und/oder zur Aufbewahrung sogar im direkten Einfluss des Sonnenlichtes, können die Fettsäuren unter Umständen schon vor dem Gebrauch regelrecht verdorben sein.

Pflanzenöle liefern außerdem meist große Mengen der Omega-6-Fettsäure. Dadurch sinkt die Aufnahme von Omega-3-Fetten mit dem Essen seit Jahrzehnten stetig. [2, 3] Letztere kommen zum Beispiel in Seefisch oder Nüssen vor und finden in der fettarmen Küche oftmals viel zu wenig Beachtung. Dieser Omega-6-Überschuss führt zu einem Omega-6- zu Omega-3-Missverhältnis von zum Teil 20:1. [2, 3] Tragisch: Das Ungleichgewicht ist unser genetisches Programm nicht gewöhnt, und es gerät ins Wanken. Entzündungen, Autoimmunkrankheiten, Diabetes und Herz-Kreislauf-Erkrankungen sind unter anderem auf eine mangelnde Omega-3- und eine übermäßige Omega-6-Fettsäurenzufuhr zurückzuführen. [2–5]

Sämtliche Gewebsformen, auch die des Gehirns, benötigen für die Aufrechterhaltung ihrer Funktionen ein ausgeglichenes Fettsäurenverhältnis. [6] Unter anderem der amerikanische Forscher Walter C. Willett bestätigt die Vorteile ausgeglichener Fettsäurenbilanz gegenüber bloßer Fettreduktion zur Verringerung von Herz-Kreislauf-Leiden. [7]

Omega-3-Fettsäuren wirken entzündungshemmend, verbessern den Herzschlagrhythmus und die Fließeigenschaften des Blutes. [2,8–12] Damit ist auch klar, warum die Ernährung der Eskimos, trotz ihres ungemein hohen Fettanteils, nur geringe Herz-Kreislauf-Risiken birgt. Besonders viele Omega-3-Fettsäuren enthält fetthaltiger Fisch – ein zusätzlicher Grund, beim Essen das Zählen der Fettpunkte an den Nagel zu hängen. Die gesundheitlichen Vorteile der Fischfette sind so überzeugend, dass viele Experten sogar zur täglichen Einnahme von Omega-3- oder Lachsöl-Kapseln raten. Denn ideal wäre eine Fettsäurenrelation von 5:1, wenn nicht sogar 1:1, wie sie wahrscheinlich in der Steinzeiternährung vorlag. [2,3,5] Erreicht wird dies durch Reduktion der Omega-6-Fettsäuren (weniger Sonnenblumen-, Distel- und Maisöle beziehungsweise Margarine) und Erhöhung der Omega-3-Fette (mehr Seefisch und Walnüsse). Zusätzlich sollten Nahrungsmittel mit hohem Anteil einfach ungesättigter Fette vermehrt gegessen werden. Dazu zählen Oliven- beziehungsweise Rapsöl, wie auch Fleisch und Eier aus artgerechter Haltung.

Gesättigte Fettsäuren

Die Theorie der »bösen« gesättigten Fette hält sich noch heute hartnäckig. Leider liegt auch der Diät-Experte Michel Montignac in diesem Punkt falsch. Gesättigte Fette schneiden in seinem Ernährungskonzept äußerst schlecht ab – eigentlich erstaunlich, da Montignac selber die sogenannte MONICA-Studie zitiert, welche das »Französische Paradoxon« beschreibt. [13] Aus dieser geht hervor, dass Franzosen deutlich die von der Weltgesundheitsorganisation empfohlene Zufuhr gesättigter Fette überschreiten. Trotzdem ist das Risiko für Herzkrankheiten bei den Franzosen im internationalen Vergleich eher gering. [14,15] Und das, obwohl die französische Küche mit Käse, Eiern, Sahne und Butter relativ viele Nahrungsmittel mit gesättigten Fetten enthält.

In Wirklichkeit gibt es keinen Grund für die Befürchtung, gesättigte Fette würden gesundheitliche Risiken hervorrufen. Wie auch neuere Studien dokumentieren, gibt es keinen Zusammenhang zwischen der Aufnahme gesättigter Fette und dem Vorkommen von Herz-Kreislauf-Erkrankungen. [16–18] Mittlerweile ist auch bekannt, dass gesättigte Fette für den Menschen lebensnotwendig sind. Sie fungieren im Zellaufbau, sorgen für ein stabiles Immunsystem, polstern innere Organe ab, sind für den reibungslosen Calciumstoffwechsel im Knochen unerlässlich und außerdem wichtig für das Nervensystem. So wichtig, dass der Stoffwechsel sie sogar selbst in großen Mengen produziert und abspeichert (circa 43 Prozent des gesamten Fetts im menschlichen Körper ist gesättigt). Selbst das Herz schluckt als Treibstoff am liebsten gesättigte Fette! [1]

Ihr Vorteil in der täglichen Küche liegt in ihrer Hitzestabilität verglichen mit ungesättigten Fettsäuren. Daher sind Butter oder Kokosfette zum Kochen bestens geeignet und sogar gesundheitlich weniger bedenklich als Sonnenblumenöl oder Margarine.

WEITERE TIPPS FÜR DEN KÜCHENALLTAG:

Olivenöl wird im Idealfall kalt verwendet. Es passt ideal zu Rohkostplatten und Salaten.

Auch das hochwertige Walnussöl ist ein Liebling der kalten Küche, es verleiht Salaten, kalt gerührten Saucen und Gemüse eine angenehm nussige Note.

Zum Kochen eignen sich Kokosfett, Butter oder Rapsöl, da deren Fettsäuren hitzestabil sind.

Sonnenblumenöl und Margarine sollten Sie wegen ihres hohen Anteils an Omega-6- beziehungsweise an trans-Fettsäuren meiden.

Mit LOGI(k) geht's voran

Das bisherige Ernährungsmodell gerät in den USA seit mehreren Jahren immer heftiger unter Druck. Offizielle Empfehlungen hielten so mancher kritischen Überprüfung nicht stand. Deshalb stellte sich unweigerlich die Frage nach »neuen« Ernährungsrichtlinien. [1] Mit Spannung richteten sich viele Augen nach Übersee, in Erwartung der für Anfang 2005 angekündigten neuen Ernährungspyramide. Deutliche, einschneidende Veränderungen in den Empfehlungen sucht man jedoch vergebens. Zwar wird in den Richtlinien zur schlauen Auswahl von Kohlenhydratquellen geraten – der prozentuale Anteil dieser Pflanzenstoffe wird jedoch noch immer mit 45 bis 65 Prozent der täglichen Energiezufuhr angesetzt. [2]

Eine Alternative bietet die vom Harvard Institut im Jahr 2001 überarbeitete Ernährungspyramide, welche sich erheblich vom damaligen und auch heute gültigen Modell unterscheidet. Die sogenannte LOGI-Pyramide stellte die Ernährungsempfehlungen durch deutliche Kohlenhydrateinschränkung und Bevorzugung von Eiweißträgern auf den Kopf. Etliche wissenschaftliche Untersuchungen belegen mittlerweile die Effektivität der Ernährung nach LOGI-Prinzipien.

Hierzulande war es der bekennende Low-Carb-Anhänger und Ernährungswissenschaftler Nicolai Worm, der LOGI nach Deutschland brachte und zu diesem Thema das Buch: »Glücklich und schlank. Die LOGI-Methode in Theorie und Praxis.« veröffentlichte. [3] LOGI steht für »Low Glycemic and Insulinemic Diet«. Was auf Deutsch so viel heißt wie »Ernährungsmethode zur Förderung eines niedrigen Blutzucker- und Insulinwertes«. Ziel der Ernährung nach der LOGI-Pyramide ist eine deutliche Reduktion der glykämischen Last und damit das Erreichen eines dauerhaft niedrigen Blutinsulinspiegels. Zusätzlicher Effekt: ein hohes Nahrungsvolumen bei gleichzeitig geringem Kaloriengehalt.

Die Basis bilden ballaststoff-, vitamin- und wasserreiche Lebensmittel, wie Obst und stärkefreies Gemüse. Da Obst und Gemüse wenige Kilokalorien enthalten, fällt die bei der LOGI-Methode relativ hohe Fettzufuhr nicht so stark ins Gewicht. Salate oder Rohkostplatten können und sollen folglich ausreichende Mengen gesunder Fette und Öle enthalten. Sich hin und wieder wahre Fettbomben wie Käse, Sahne oder Butter zu gönnen, ist nicht nur erlaubt, sondern sogar erwünscht. Zu beachten ist, dass gleichzeitig auf die typischen Beilagen wie Kartoffelprodukte, Reis oder Nudeln verzichtet werden sollte, ihrer hohen glykämischen Last wegen. Zumindest sollte man sie deutlich reduzieren. Obst und Gemüse wiederum weisen günstige GI- und GL-Werte auf, weshalb sie auch auf der ersten Stufe zu finden sind.

Die zweite Stufe des LOGI-Modells bilden Fleisch, Fisch, Eier, Milchprodukte, Nüsse und Hülsenfrüchte. Diese Nahrungsmittel gelten allesamt als wertvolle Eiweißlieferanten, womit sich der Eiweißanteil nach der LOGI-Ernährung bei circa 30 Prozent der Gesamtkilokalorien bewegen sollte (zum Vergleich: Empfehlungen in Deutschland setzen für die Eiweißaufnahme circa 15 Prozent an). Ein großer Pluspunkt ist dabei die lang anhaltende Sättigung durch eiweißreiche Lebensmittel. Verstärkt wird dieser Effekt durch das hohe Volumen des Gemüses und die darin enthaltenen Ballaststoffe. Die LOGI-Pyramide hebt auch die Beachtung von Nüssen als wichtige Nahrungsbestandteile hervor. Das Gros moderner Ernährungsmodelle verzichtet zumeist gänzlich darauf, sie zu empfehlen.

Was in den offiziellen und immer noch gültigen Ernährungsmodellen als Grundlage empfohlen wird, setzen die Entwickler der LOGI-Pyramide auf die dritte Stufe. Getreideprodukte, Reis und Nudeln sollten als Beilage vorrangig

Gemüse und Salat weichen. Bei der Auswahl von Getreide gilt nach wie vor die Bevorzugung von Vollkornprodukten. Wichtig dabei: Lebensmittel der dritten Stufe sollten nicht mit fetthaltigen Produkten kombiniert werden, sondern zum Beispiel mit Gemüse. Ein Nudelgericht wird nicht mit Lachs-Sahne-Sauce, sondern zum Beispiel mit Tomaten-Basilikum-Sauce und frischer Paprika serviert. Der Stellenwert von Brot als Beilage zu Gemüse oder Salat ist hierbei neu zu bewerten. So manches Ernährungskonzept empfiehlt sogar den kompletten Verzicht auf Brot (Lutz: Leben ohne Brot) – notwendig ist das aber nicht. Gegen Brot zum Frühstück ist eigentlich nichts einzuwenden. Es sollte dann jedoch kein weiteres Mal im Tagesplan auftauchen.

Möglichst wenig bis gar nicht heißt die Devise beim Verzehr von Lebensmitteln der Spitze der LOGI-Pyramide. Hier finden sich verarbeitetes Getreide (Weißmehl), Zucker und Süßigkeiten wieder. Viele mögen sich über die Positionierung von Kartoffeln in der fast obersten[1] Stufe wundern. Haben wir doch gerade in vielen Regionen Mitteleuropas Kartoffeln als Standardbeilage zum Fleisch- oder Fischgericht kennen und schätzen gelernt. Abgesehen von der basischen Wirkung ist der ernährungsphysiologische Nutzen der Kartoffel allerdings relativ gering. Vor allem gebacken oder lange gekocht entstehen in Kartoffeln ungünstige Stärkemoleküle, die den Blutzuckerspiegel in die Höhe treiben.

Lebensmittel der Stufe vier zeichnen sich zum Teil durch eine sehr hohe glykämische Last aus. Die gegebenenfalls daraus resultierenden gesundheitlichen Nachteile wurden bereits ausführlich beschrieben.

Im Gegensatz zu anderen Ernährungsmodellen wird bei der LOGI-Pyramide bewusst auf Verbote verzichtet. Bekanntlich sind Verbote psychologisch betrachtet auf

---

1 Die LOGI-Pyramide wurde 2009 modifiziert. Quelle: Glücklich und schlank. Mit viel Eiweiß und dem richtigen Fett, Dr. Nicolai Worm, systemed Verlag, Lünen.

Dauer erst recht reizvoll und führen häufig zu ungewollten Verhaltensweisen. Einer mehrwöchigen Phase des völligen Schokoladenverzichtes folgt bald ein regelrechter »Ess-Rausch«. Das Argument, sich zwischendurch auch mal Ausnahmen zu gönnen, ist deshalb nachvollziehbar. Leider spricht gelegentlich der menschliche Charakter gegen diese zunächst sinnvolle Ernährungsstrategie. Wie so oft gibt es für uns Menschen große Schwierigkeiten mit dem Finden und Einhalten von Kompromissen. Eine Tafel Schokolade auf eine ganze Woche zu verteilen, scheint bedeutend schwerer als sie entweder ganz oder gar nicht zu essen. Dass unsere Verhaltensweisen zum Teil sehr extrem sind, beweist nicht zuletzt das Beispiel des Heilfastens. Diese beliebte Praktik, bei der über mehrere Tage bis Wochen gar keine Nahrung aufgenommen wird, ist für viele Anwender erstaunlich leicht durchzuführen.

Dagegen fällt es deutlich schwerer, den Mittelweg zwischen gar keinen oder zu vielen Süßigkeiten zu finden. Wer kennt nicht das Dilemma, nach ein paar süßen Bonbons wie von Geisterhand angeschoben in »alte Gewohnheiten« zurückzufallen. Nur mit größtem Aufwand kann es gelingen, den erwachten Heißhunger in den Griff zu bekommen. Abgesehen von der ausgelösten Blutzuckerschaukel besteht eben auch ein mentales Problem. Das Süßigkeiten-Pensum auf ein »erträgliches« Maß einzupendeln, bedarf dauerhafter Selbstkontrolle und einer unglaublichen Disziplin. Nur selten gelingt es jemandem, sich sein Leben lang derartig maßregeln zu können. Für viele ist daher ein völliger Verzicht auf Zucker viel leichter durchzuhalten, als nach zwei Stück Schokolade die Packung beiseite zu legen. Haben sich Körper und Geist erst einmal auf das »neue« Verhalten (zum Beispiel den völligen Verzicht auf Zucker) eingestellt, kann dies schnell zur stabilen Gewohnheit werden. Letztlich muss allerdings jeder selbst herausfinden, welche Strategie sich für einen selbst als die erfolgreichere darstellt.

Die LOGI-Pyramide

Selten: verarbeitetes Getreide (Weißmehl), Süßigkeiten.

Wenig: Vollkornprodukte, Kartoffeln, Nudeln und Reis.

Häufig: Milchprodukte, Eier, mageres Fleisch, Fisch, Nüsse und Hülsenfrüchte.

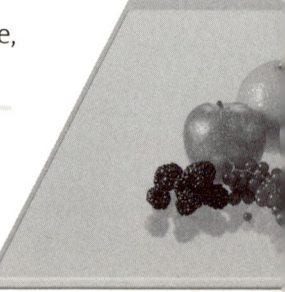

Oft: Obst und stärkefreies Gemüse, zubereitet mit gesundem Öl.

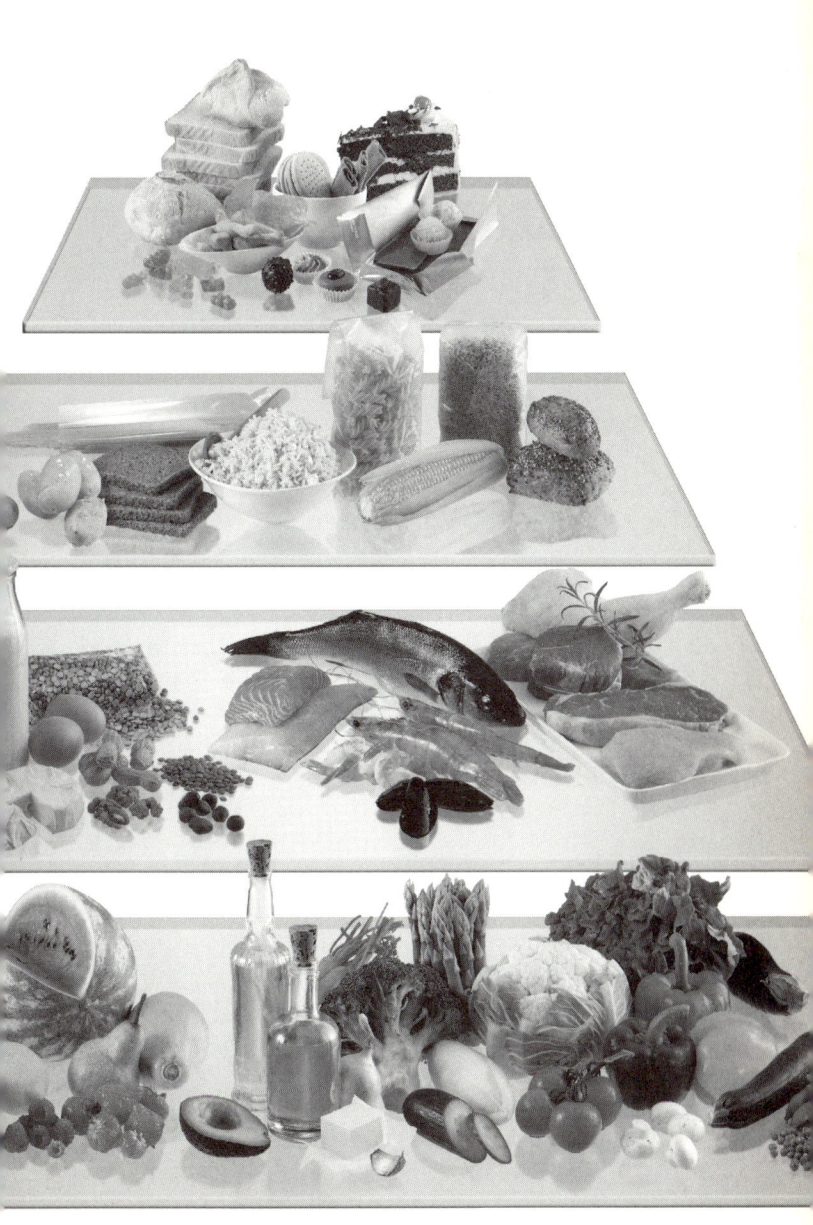

Low-Carb – dramatische Wende?

»Low-Carb« bedeutet übersetzt so viel wie »wenige Kohlenhydrate« und stellt das Gegengewicht zu den allseits bekannten Low-Fat-Empfehlungen dar. Wie so oft waren auch hier wieder die Amerikaner Trendsetter: Einige Jahre befanden sie sich in einem regelrechten Low-Carb-Boom. Spiegel Online titelte damals »Wespentaille dank Rinderhüften« [1] und die Wirtschaftswoche bezeichnete »Low-Carb« als regelrechte Volksbewegung. [2] In der Tat fiel beim Blick über den großen Teich eine dramatische Veränderung im Ernährungsverhalten vieler US-Amerikaner auf. »Low-Carb« war und ist angesagt. Statt Fettpunkte werden fleißig Kohlenhydrate gezählt. Diese Ernährungsrevolution stößt allerdings nicht bei allen auf Gegenliebe. Seit dem Revival der Atkins-Philosophie mussten etliche Unternehmen Rekordeinbußen hinnehmen und bangen jetzt um ihr zukünftiges Geschäft. Betroffen sind vor allem Getreidehersteller rund um Kellogs und Co. – erste Bäckerfilialen mussten ihren Betrieb bereits mangels Kunden einstellen. [3] Und auch in Deutschland sehen Bäcker-Innungen ihre tägliche Arbeit bedroht und hoffen, dass der Trend sich in Europa nicht durchsetzt. [4] Es ist nur allzu verständlich, dass sich einige Hersteller bei der Umstellung ihrer Produktsortimente auf kohlenhydratreduzierte Kost schwer tun. Amerikanische Lebensmittelproduzenten setzen daher auf Kreativität und schnelles Umdenken.

So war zum Beispiel der Ketchup-Hersteller Heinz bemüht, seine Verkaufszahlen mit einem Produkt namens »One Carb« zu retten. [2] Der Supermarkt-Riese WalMart dachte über die Einführung einer eigenen Low-Carb-Abteilung nach und in Fast-Food-Ketten ist der berühmte Hamburger schon längst in kohlenhydratreduzierter Abwandlung zu erhalten: Statt im Brötchen gibt es die Burger nun eingewickelt in Salatblätter. [1] Schwer getroffen hat es auch die amerikanischen Orangensafthersteller. Da die Low-Carb-Variante »South Beach Diet« selbst Orangensaft zu viele ungünstige Kohlenhydrate zuschreibt, wurde dieser von Low-Carb-Anhängern gemieden. Fünf Prozent Umsatzeinbruch hatte die Zitrusfruchtindustrie zu vermelden und zog sogar eine Klage gegen den Autor des Buches in Erwägung. Vorher aber sollte zunächst ein Low-Carb-Orangensaft den unliebsamen Trend mitgestalten. [3]

Es gibt und gab aber auch etliche Gewinner: Durch die Rehabilitation von Eiern freuen sich Eier-Produzenten über 800 Prozent Umsatzsteigerung. Und Rindfleisch ist in den USA mittlerweile um 50 Prozent teurer geworden. [1, 3] Wer selbst nicht kochen kann oder will, der begibt sich in den USA einfach in eines der mittlerweile unzähligen Low-Carb-Restaurants und genießt zum Essen gleich noch ein kohlenhydratreduziertes Bier. Wissenschaftler sprachen jedenfalls vom schnellsten Wandel im Essverhalten der US-Amerikaner seit Jahrzehnten!

Auch einige berühmte Vorbilder finden sich unter den Low-Carb-Jüngern: Der ehemalige US-Präsident Bill Clinton und die Talkshow-Masterin Oprah Winfrey schwören auf ihr Steak mit Salat zum Mittagessen. Unter anderem Ex-Spice-Girl Geri Halliwell ist es zu verdanken, dass im Jahr 2003 das Atkins-Buch »The New Diet Revolution« sogar Harry Potter vom Spitzenrang englischer Buch-Charts vertreiben konnte. Besonders das Internet schwächt die Low-Fat-Branche ungemein – so können sich Interessierte problemlos im sogenannten Low-Carb-Forum (www.lowcarbforum.de) über aktuelle Studien und Beobachtungen zum Thema informieren. Doch so wie die Low-Carb-Ernährung letztlich in der Praxis von vielen praktiziert wird, lebt es sich wohl auch nicht viel gesünder. Unbeschwert Bier und Eiscreme zu vertilgen, nur weil beide Produkte wenig Kohlenhydrate enthalten, verfehlt das Ziel ausgewogener Ernährung ebenso. Ausschließlich einen geringen Kohlenhydratanteil zum Auswahlkriterium für Lebensmittel zu machen, ist genauso abzulehnen wie die pauschale Fettverteufelung. Statt Fettaugen ausschließlich GLYX-Punkte zu zählen, ist nicht im Sinne langfristig vorteilhafter Ernährung. Lebensmittel bestehen aus mehr als Fetten und Kohlenhydraten – ein Produkt dennoch nur nach diesen Nährstoffen zu beurteilen, wäre falsch und unsinnig. Auf der Strecke bleiben dabei so wichtige Kriterien wie unter anderem die Nährstoffdichte der Speisen: Die Zufuhr lebenswichtiger Vitamine und Mineralstoffe, die ebenfalls Vitalität und Leistungsfähigkeit fördern, findet in der oft oberflächlichen Diskussion über Kohlenhydrat- beziehungsweise Fettgehalt viel zu wenig Beachtung. Wie so häufig waren die enthusiastischen Amerikaner wieder etwas voreilig. Mittlerweile isst nicht mehr jeder vierte, sondern »nur« noch jeder zehnte US-Bürger nach dem Low-Carb-Prinzip. [5] Das einst marktführende Unternehmen im Bereich Low-Carb-Produkte, Atkins Nutritionals, erlebte schwere Umsatzeinbußen und es sieht so aus, als hätte Atkins den Bogen der Wenig-Kohlenhydrate-Philosophie deutlich überspannt. Es hat sich eine gewisse Stagnation eingestellt. Der Grund dafür könnte sein, dass die Atkins-Diät auf Dauer doch etwas einseitig und schwer durchführbar ist. In Anbetracht riesiger Produktpaletten an verführerischen Kohlenhydratträgern scheint ein völliger Verzicht auf Brot, Reis oder Nudeln offensichtlich kaum durchzuhalten.

Eine Ernährung, welche auf den Grundzügen der LOGI-Methode basiert, kann dieses Problem lösen. Hierbei ist das Low-Carb-Konzept mit dem gelegentlichen Konsum von Kohlenhydratquellen wie Vollkornprodukten vereinbar. Ebenfalls werden die Anforderungen bezüglich einer hohen Dichte lebenswichtiger Nährstoffe ausreichend erfüllt. LOGI vereinfacht eine vernünftige Lebensmittelauswahl hinsichtlich der Menge und Qualität von Kohlenhydraten, Fetten und Proteinen. Wichtig: »Low-Carb« bedeutet nicht »No Carb«!

Gesundheit geht vor!

Neben dem Problem des sich immer weiter ausbreitenden Übergewichts, kann die unbeirrte Orientierung an Body-Mass-Index oder Schönheitsidealen auch schnell ins Gegenteil kippen: Nur allzu häufig verfallen vor allem junge Mädchen und Frauen dem Schlankheitswahn. Sie streben ein Äußeres an, welches ihnen in Medien und Werbung als ideal vermittelt wird. Die sich daraus oft entwickelnden Essstörungen – Magersucht, Bulimie oder Dauer-Diäterei – sind weder gesund noch auf Dauer erstrebenswert. Und obwohl starkes Übergewicht als eindeutiger Risikofaktor für zahlreiche Erkrankungen gilt, hat so manche Diät-Methode nichts mit einem gesunden Lebensstil zu tun. Mittlerweile bestätigen Untersuchungen, dass es sich mit leichtem Übergewicht (Body-Mass-Index zwischen 25 und 30) gesünder lebt, als zum Beispiel mit Untergewicht (Body-Mass-Index unter 18,5) [6,7] oder sogar Normalgewicht (Body-Mass-Index zwischen 18,5 und 25). [8] Anstelle ein von genormten Tabellen ausgewiesenes Gewicht anstreben zu wollen, sollten Leistungsfähigkeit, Wohlbefinden und natürliches Essverhalten im Vordergrund stehen.

>»SEIEN SIE VORSICHTIG MIT GESUNDHEITSBÜCHERN –
> SIE KÖNNEN AN EINEM DRUCKFEHLER STERBEN.«
> MARK TWAIN

Licht am Ende des Diäten-Tunnels

Nach der theoretischen Darstellung verschiedener Diätformen, kritischen Überlegungen und praktischen Erkenntnissen dazu, ziehe ich für mich folgendes Resümee über die verschiedenen Low-Carb-Ernährungsmethoden.

LOW-FAT

Low-Fat-Diäten verfehlen in den meisten Fällen mittelfristig ihr Ziel. Spätestens bei der Rückkehr zur »normalen« Energieaufnahme stellt sich eine fettreduzierte und kohlenhydratbetonte Ernährung als erheblicher Nachteil dar (Jo-Jo-Effekt). Übergewicht ist aus ernährungswissenschaftlicher Sicht nicht das Ergebnis fettreicher Nahrung, sondern ein vielschichtiges Problem, angefangen bei zu hoher Energieaufnahme und mangelnder Bewegung bis hin zur nicht artgerechten Lebensmittelauswahl und zu hohen Insulinwerten. Fettarme beziehungsweise kohlenhydratreiche Kost kann sogar zahlreiche Stoffwechselprozesse negativ beeinflussen und unter anderem Herz-Kreislauf-Erkrankungen fördern. Fett macht nicht fett, sondern richtig eingesetzt fit und gesund. Dauerhaft abnehmen wird nur, wer seinen Körper mit allen lebenswichtigen Nährstoffen versorgt, wozu auch die »richtigen« Fette zählen.

GLYX-DIÄT

Die GLYX-Diät greift die Problematik einer überschießenden Insulinreaktion nach dem Genuss kohlenhydratreicher Lebensmittel auf. Sie empfiehlt den Umstieg auf Lebensmittel mit niedrigem glykämischen Index. Positiv ist ihr hoher Anteil an Obst und Gemüse zu bewerten, negativ die relativ hohe Kohlenhydrataufnahme aus Vollkornprodukten. Im Wesentlichen entpuppt sich auch die GLYX-Diät als relativ fettarme, kohlenhydratbetonte Ernährungsform.

Die alleinige Orientierung an GLYX-Punkten kann deswegen auch zu hoher Gesamtkohlenhydrataufnahme (glykämische Last) führen und sowohl Übergewicht wie auch Herz-Kreislauf-Erkrankungen hervorrufen. Ebenfalls werden tierische Fette ungerechtfertigt als »böse« verurteilt. [1]

ATKINS-DIÄT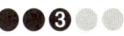

Dr. Atkins war der berühmteste Vertreter kohlenhydratarmer Ernährung, und seine Diät-Empfehlungen begeistern schon seit 30 Jahren Millionen von Menschen. Nahezu jeder, der diese Diät durchhält, verliert ordentlich Gewicht: nach anfänglichem Wasserverlust auch zunehmend Körperfett. Der komplette Verzicht auf Lebensmittel wie Getreide, Reis, Nudeln und zunächst auch Obst verlangt Abnehmwilligen allerdings einiges ab. Viele scheitern recht schnell an den »strikten« Vorgaben und der radikalen Kohlenhydrateinschränkung. Auch Atkins schenkte der Zufuhr von Fettsäuren keine Beachtung. Zusätzlich besteht die Gefahr, zu wenige Vitamine und Mineralien aufzunehmen.

SOUTH BEACH DIET

Die etwas weniger radikale, aber dennoch in der Einstiegsphase streng kohlenhydratarme »South Beach Diet« nach Dr. Agatson ist eine hilfreiche Anleitung zur Reduktion von Übergewicht und Herz-Kreislauf-Erkrankungen. Ähnlich wie bei Atkins wird selbst Obst in der Einstiegsphase vom Menüplan gestrichen. In den folgenden Phasen wird das Ernährungskonzept etwas kohlenhydratliberaler und gestattet schrittweise die Rückkehr zu Getreide, Reis und Nudeln. Diese Diät scheint gut anzukommen, Millionen Amerikaner haben nach ihren Vorgaben erfolgreich abgenommen. [4] Zusätzlich positiv: Anders als Dr. Atkins klassifiziert Dr. Agatson die Fettsäuren. Negativ: Auch er stellt tierische Fette als schlechte Fette dar.

LOGI-METHODE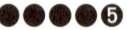

Die LOGI-Methode bietet alle Vorteile einer ausgewogenen und kohlenhydratreduzierten Ernährung, um erfolgreich Gewicht verlieren zu können. Sie legt darüber hinaus Wert auf ein gutes Fettsäurenverhältnis und bewertet tierisches Fett als physiologisch vorteilhaft. Der hohe Anteil eiweißreicher Nahrung kombiniert mit Gemüse ähnelt den Grundzügen der »South Beach Diet«. LOGI versteht sich als dauerhafte Ernährungsumstellung ohne Einhaltung verschiedener Phasen. Verboten ist nach LOGI eigentlich nichts, empfohlen wird hierbei eine neue Gewichtung von Lebensmitteln.[5] Wer auf Getreideprodukte nicht verzichten will, kann nach der LOGI-Methode gelegentlich Vollkornbrot oder Nudeln essen, nur dürfte sich der Gewichtsverlust dann vielleicht etwas langsamer einstellen als bei Atkins oder in Phase I der »South Beach Diet«.

STEINZEIT-DIÄT (»PALEO DIET«)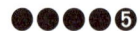

Verzichtet man auf die Lebensmittel der oberen beiden Ebenen der LOGI-Pyramide und zusätzlich auf Milchprodukte, praktiziert man eine Ernährung, wie sie die Menschheit über den Großteil ihrer Geschichte begleitet hat. Fleisch, Fisch, Nüsse, Beerenfrüchte, Wurzeln, Gemüse und Pilze beziehungsweise kleine Mengen Hülsenfrüchte prägten schon zu Urzeiten den Speiseplan. Es erscheint mehr als logisch, dass eine solche Nahrungsmittel-Auswahl der menschlichen Genetik bekannt ist und ohne Schwierigkeiten verarbeitet werden kann.

Viele Ballaststoffe, Mineralien und Vitamine beziehungsweise ein dominanter Eiweißanteil und das richtige Fettsäurenverhältnis sind Merkmale der »Paleo-Ernährung«.[6] Bisherige Erfahrungen und Untersuchungen mit dieser Kost bestätigen die offensichtlichen Vorteile einer Orientierung an damaligen Ernährungsgewohnheiten.

Acht Schritte aus der Katastrophe

Lassen Sie mich nun versuchen, Ihnen aus der Vielzahl von Diätempfehlungen die bestmögliche Strategie zur erfolgreichen Reduktion und langfristigen Stabilisierung Ihres Körpergewichtes zu beschreiben.

1. REDUZIEREN SIE DIE GLYKÄMISCHE LAST IHRER MAHLZEITEN.

Damit können Sie sicher sein, dass Ihr Blutzuckerspiegel relativ stabil bleibt und größere Blutzuckerschwankungen oder gefährlich hohe Blutzuckerspitzen ausbleiben. Dadurch haben Sie nach dem Essen das Gefühl, satt zu sein. Heißhungerattacken und einer gesundheitlich ungünstig hohen Insulinausschüttung beugen Sie dadurch vor.

Praxistipp: Keine Sorge, Sie müssen nicht die glykämische Last jeder Mahlzeit berechnen! Bevorzugen Sie Lebensmittel mit niedrigem glykämischem Index. Bauen Sie Getreideprodukte, Reis, Nudeln, Kartoffeln und Zucker in kleineren Portionen beziehungsweise seltener in Ihre Mahlzeiten ein. Erhöhen Sie im Ausgleich die Gemüseportionen und die Menge eiweißreicher Lebensmittel. Wenn Sie Lust auf kohlenhydrathaltige Lebensmittel haben, bevorzugen Sie ballaststoffreiche Vollkornprodukte. Auch Obst und Gemüse enthalten Kohlenhydrate, meist mit niedrigem glykämischem Index und niedriger glykämischer Last. Essen Sie am besten zweimal am Tag eine Portion Obst und dreimal Gemüse – gekocht, als Rohkost oder Salat. Verzichten Sie keinesfalls komplett auf kohlenhydrathaltige Lebensmittel, das macht müde, verringert das Konzentrationsvermögen und drückt auf die Stimmung.

Ergebnis: Stabilerer Blutzuckerspiegel, geringe Insulinproduktion, seltener Hungerattacken, Verminderung von Herz-Kreislauf-Risiken.

2. ERHÖHEN SIE DEN EIWEISSANTEIL IHRER MAHLZEITEN.

Ein hoher Eiweißanteil stimuliert das fettverbrennende Glukagon. Übertreiben Sie es aber nicht.

Praxistipp: Bevorzugen Sie hochwertige Eiweißquellen, das sind zum Beispiel mageres Fleisch, Fisch, Eier, fettarme Milchprodukte, Geflügel, Käse, Nüsse oder Sojaprodukte.

Ergebnis: Lang anhaltende Sättigung und höherer Kalorienumsatz im Rahmen der Verdauungsprozesse.

3. ERHÖHEN SIE DAS VOLUMEN IHRER NAHRUNG.

Das Volumen der Mahlzeit trägt ganz wesentlich zur Sättigung bei. Der Energiegehalt der jeweiligen Speisen ist für die Sättigung eher unwichtig. Denn unser Magen verlangt ein bestimmtes Gewicht beziehungsweise eine bestimmte Menge an Nahrung, bevor er gefüllt ist, sich zufrieden gibt und signalisiert, satt zu sein.

Praxistipp: Ballaststoffe quellen im Magen auf und lösen damit ein Sättigungsgefühl aus. Obst, Gemüse und Salate sind hauptsächlich wasser- und ballaststoffhaltig – was sie auch insgesamt kalorienarm macht. Betrachten Sie diese Lebensmittel als wichtige Nahrungsgrundlage, denn Volumen sättigt. Kombinieren Sie sie – vor allem die Salate – stets mit gesunden Fetten. Bevorzugen Sie (weil ballaststoffreich) Vollkornprodukte und essen Sie regelmäßig Hülsenfrüchte. Das Angebot getrockneter Erbsen, Bohnen und Linsen ist groß, die Zubereitungsmöglichkeiten sind vielfältig.

Ergebnis: Hohes Nahrungsvolumen dehnt die Magenwände und verstärkt die Sättigung; dadurch wird im Schnitt insgesamt weniger Energie zugeführt.

4. VERBRAUCHEN SIE MEHR ENERGIE.

Denn nur wer mehr Energie verbrennt als er aufnimmt, wird Körperfett abbauen.

Praxistipp: Es gibt keine allgemeine Empfehlung, wie viele Stunden Sport pro Woche »ausreichend« sind. Bewegung und Muskelaktivität sollten in der einen oder anderen Form täglich ausgeübt werden. Besonders Muskelaufbautraining wirkt sich positiv aus, denn Muskulatur verbraucht auch im Ruhezustand große Mengen Energie. Dass nur Ausdauertraining zum Fettverlust beitragen kann, ist ein weit verbreiteter Irrtum. Muskelaufbau durch Kräftigungsübungen ist langfristig ein super Fettkiller.

Ergebnis: Höherer Energieverbrauch trägt dazu bei, eine negative Energiebilanz zu erreichen. Und somit vermehrt Körperfett abzubauen. Ein dadurch erzieltes Wachstum der Muskelmasse steigert außerdem den sogenannten Grundumsatz: Auch im Ruhezustand benötigt das fettfreie Gewebe mehr Energie.

5. NEHMEN SIE WENIGER ENERGIE AUF.

Aber bitte nur etwas weniger ... Eine längerfristige Reduktion auf 1.000 oder weniger Kilokalorien pro Tag lässt den Stoffwechsel über kurz oder lang zusammenbrechen. Wenn Sie die bisherigen Tipps einhalten, sollte dies bereits zum Fettabbau führen. Falls nicht, können Sie durch eine weitere, leichte Kalorienreduktion um 200 bis 500 Kilokalorien pro Tag etwas nachhelfen.

Praxistipp: Übertreiben Sie es bitte nicht mit dem Einsparen von Nahrungsenergie! Durch eine eiweiß- und ballaststoffreichere Ernährung werden Sie sich automatisch schneller und anhaltender satt fühlen. Nehmen Sie dieses Gefühl der Sättigung bewusst wahr und essen Sie nur, wenn Sie wieder hungrig sind. Essen Sie nicht, weil es Zeit dazu ist, weil Ihnen langweilig ist, Sie gefrustet sind, Sie Düfte oder allein das Angebot verführen. Diesen Reizen zu widerstehen, kann unter Umständen schwerer fallen als die Ernährungsumstellung. Haben Sie Geduld mit sich und bleiben Sie am Ball. Unkontrollierte Zwischenfälle bedeuten nicht automatisch das Ende Ihrer gesunden Ernährung!

Ergebnis: Erreichen einer negativen Energiebilanz und verstärkter Abbau von Körperfett.

6. ESSEN SIE MIT GENUSS.

Eine entscheidende Voraussetzung dafür, dass Sie Ihr neues Essverhalten lieben, ist der Genuss! Dauerhaft wird Ihnen die Reduktion von Fettmasse und anschließende Stabilisierung leichter fallen, wenn Sie Freude an dem haben, was sie essen. Auf Dauer wird Ihnen das helfen, Fettmasse abbauen und ein niedrigeres Körpergewicht halten zu können. Denn was nützen ausgeklügelte Vorschriften, wenn Sie diese langfristig nicht durchführen beziehungsweise durchhalten können? Schmeckt Ihnen nicht, was auf Ihren Teller kommt, werden Sie diese Diät wohl nicht lange aushalten; ein vorzeitiger Abbruch ist häufig vorprogrammiert und das »Leiden« beginnt von vorne.

Praxistipp: Wie bereits beschrieben, entscheidet nicht ein überflüssiges Stückchen Schokolade oder eine Scheibe Baguette (zu viel) am Tag über den Erfolg Ihrer Diät: Ausnahmen sind erlaubt und gelegentlich sogar psychologisch ratsam. Kochen Sie grundsätzlich mit frischen und möglichst unverarbeiteten Lebensmitteln, die Ihnen gut schmecken. Sie werden wieder Freude am Essen empfinden.

Ergebnis: Eine langfristige, sinnvolle Ernährungsumstellung vermeidet Rückfälle und Süßigkeiten-Orgien.

7. PLANUNG IST DIE HALBE MIETE.

Planen Sie Ihre Mahlzeiten frühzeitig, sonst landen Sie vermutlich öfter mal in der Imbiss-Stube oder erwischen sich beim Telefonat mit dem Pizza-Lieferservice. Lassen Sie den schnellen Snack zwischen zwei Terminen der Vergangenheit angehören.

Praxistipp: Planen Sie Ihre Mahlzeiten für den nächsten Tag schon am Vortag und besorgen Sie rechtzeitig die benötigten Lebensmittel. Nichts spricht dagegen, bereits vor dem Schlafengehen zum Beispiel einen Tomaten-Gurken-Salat mit Putenbruststreifen vorzubereiten, den Sie am nächsten Morgen mit ins Büro nehmen können!

Ergebnis: Ausflüge zum Schnellimbiss werden zur Ausnahme statt zur Regel.

8. JETZT SIND SIE AN DER REIHE!

Eines der häufigsten Probleme bei einer Ernährungsumstellung sind die zum Teil gewöhnungsbedürftigen Kommentare von Mitmenschen. »Warum isst Du heute keine Kartoffeln?« »Weshalb lässt Du das Brot weg?« »Du isst Sahne-Quark um abzunehmen?« Bestimmt werden Sie solche oder ähnliche Sprüche von Ihren Kolleginnen und Kollegen, Freunden oder Verwandten hören. Kein Wunder, widerspricht doch die Low-Carb-Ernährungsweise bekannten und akzeptierten Empfehlungen.

Durch solche Fragen, man könnte meinen Vorwürfe, fühlen Sie sich vielleicht genötigt, sich für Ihr »neues« Essverhalten rechtfertigen zu müssen. Dass Fett nicht fett macht, ist ja auch erst einmal sprichwörtlich schwer zu verdauen. Schaut man sich in der Gesellschaft um, tanzen sich gesund ernährende Menschen fast ein wenig aus der Reihe, denn das Gros der Bevölkerung ist kaum in der Lage bei Pizza, Kuchen, Pommes oder Schokolade auch mal Nein zu sagen.

Was soll's: Haben Sie für sich selbst eine gesunde Ernährungsweise etabliert und erste Pfunde verloren, werden Ihre Mitmenschen schneller als Sie denken interessiert nach den Hintergründen Ihrer neuen Ernährung fragen.

Ergebnis: Auch auf Geburtstagen oder Feiern, in der Adventszeit oder beim Grillfest fällt es Ihnen leicht, Ihre Ziele im Auge zu behalten.

Privatdozent Dr. med. Uwe Häntzschel, Jahrgang 1959, ist Internist, Gastroenterologe, Diabetologe und Sozialmediziner. Der ärztliche Leiter der Falkenstein-Klinik in Bad Schandau in der Sächsischen Schweiz ist in seiner Freizeit ein begeisterter Sportler, unter anderem nimmt er an Radmarathons teil.

Dr. med. Uwe Häntzschel

In manchem Gasthaus kann man lesen: »Saufst, stirbst – saufst net, stirbst a – also saufst.« Mit anderen Worten ausgedrückt: Genieße Dein Leben, solange Du kannst, was danach kommt, interessiert nicht! Aber das Leben hat eine Dynamik. Schon morgen werde ich mein Leben vielleicht aus einer ganz anderen Position sehen. Meine Probleme und verpassten Chancen betrachten und bemerken, dass Lebensqualität viel mit Naturerleben, Bewegung, körperlicher und geistiger Leistungsfähigkeit zu tun hat. Und dass Gesundheit ein Glücksgefühl auslöst, welches alle Lebens- und Gefühlsbereiche einschließt. Wir sind von der Schöpfung wohlwollend ausgestattet und jeder Mensch sollte mit diesen Geschenken sehr sorgsam umgehen. Irgendwann muss jeder beginnen, dem Strudel des Verderbens, Alterns und Siechtums zu entrinnen. Aber wie?

Wenn ich ältere und sowohl geistig als auch körperlich fit gebliebene Menschen im Gebirge, Museum oder auf Reisen treffe, frage ich sie oft: »Wie haben Sie das erreicht?« Zumeist beinhaltet die Antwort Aussagen wie viel Arbeit, Freude am eigenen Leben, Glauben, Leben in und mit der

Natur, Bescheidenheit, Bewegung und sehr maßvolle Ernährung sowie vorsichtiger Umgang mit Genussgiften.

Viele Menschen beginnen erst sehr spät, ihren Lebensstil umzustellen. Meist nach einem gesundheitlichen Einbruch, zum Beispiel dem Bekanntwerden eines Diabetes, eines Herzinfarktes. Oder wenn Rücken- und Knieschmerzen beziehungsweise Schwitzen und Schnaufen unerträglich werden und selbst das Denken und Wachsein schwer fällt. Aber es ist nie zu spät, etwas zu ändern! In den Jahrtausenden der Menschheitsgeschichte überwogen immer die Zeiten des Hungerns, standen das Überleben, der Kampf um das eigene Dasein und der Erhalt des Geschlechts im Vordergrund. Überleben konnten nur die Stoffwechselstärksten, also die besten Futterverwerter mit dem niedrigsten Energieverbrauch und der besten Verwertung von Nahrung inklusive Vitamin B_{12} und Eisen in wenigen und spärlichen Mahlzeiten.

Unser Magen, das Bauchfett und die Leber sind nicht umsonst als Speicher und Vorratsbehälter angelegt. Aber dies wird vielen heute zum Verhängnis. Hinzu kommt die fehlende Notwendigkeit, sich durch schwere körperliche Arbeit seinen Lebensunterhalt verdienen zu müssen. Wir machen uns zu Opfern der Technik und Zivilisation, der Reizüberflutung durch Medien mit einer Flut von Billigangeboten. Eigene oder höhere geistige Leistungen und Abstraktionen werden nicht mehr benötigt. Der Verlust von Traditionen und der Wegfall eigener Kreativität kommen hinzu. Der Mensch entfernt sich von der Natur. Aber wie zurück? Ich selbst hatte es leicht: Ich bin bewegungs- und natursüchtig, in der Nachkriegszeit mit drei Geschwistern und Sport groß geworden, hatte nie Zeit zum Essen. Erst mit etwa 35 Jahren, nach den ersten Gichtanfällen, schlechter werdender Muskulatur, leichten Speckfalten am Bauch, bei verbissenem Karrierestreben als Workaholic, fragte ich mich auch, wo das hinführen sollte! Und machte mich dann auf den – als Enkel eines Großbauern – schweren Weg zum Vegetarier und Fischesser. Ich schränkte zusätzlich den Fettverzehr ein, aß mehr Obst und Gemüse. Aber immer wieder kamen die Rückfälle. Fressanfälle, besonders abends, Verlangen nach Süßigkeiten und Bier. Immer wieder angestrengte Versuche des Ausgleichs durch maximale körperliche Belastung, bis hin zu Marathonläufen, Langstreckenschwimmen, kilometer- und stundenlange Läufen in der Loipe. Weiter ging es auch mit der rigiden Ernährungsumstellung. Von der Vollwertkost über die Trennkost jetzt zu SlowCarb – Low-Carb – LOGI.

In meiner Ausbildung zunächst zum Internisten und gleichzeitig zum Diabetologen und Gastroenterologen musste ich frühzeitig Patienten mit Diabetes, schwerem Übergewicht und Folgekrankheiten behandeln. Dabei arbeiteten wir lange mit einer kaum zu realisierenden Ernährung mit sehr viel Obst, Gemüse und in früherer Zeit Brot und Kartoffeln. Das kam uns Nachkriegsmenschen entgegen, denn es hieß ja, »Kartoffeln machen schlank« und »Esst viel Brot«, weil Fleisch und Wurstwaren sowie Milchprodukte knapp waren. Erfolge verzeichneten wir mit dieser gut strukturierten Diabetesbetreuung im damaligen Gesundheitswesen der DDR kaum. Ich führte damals in einer Klinik ein proteinsparendes, modifiziertes Fasten ein: auf natürlicher Basis und ohne industrielle Fertigprodukte, sogenannte Formula-Diäten, sondern mit viel Gemüse, etwa vier Broteinheiten, etwas Protein und wenig Fett. Die tägliche Energieaufnahme lag unter 500 Kilokalorien. Einige Patienten schafften es, das bis zu einem Jahr durchzuhalten. Doch die Auswertung unserer Langzeitergebnisse war so schlecht, wie bei anderen größeren Studien auch. Spätestens nach fünf Jahren war der ganze Erfolg dahin, das alte Gewicht wieder erreicht.

1994 bekam ich die Chance, eine Rehabilitationsklinik mit einer Abteilung für Verdauungs- und Stoffwechselerkrankungen neu aufzubauen und zu etablieren. Ich führte dort, unterstützt durch unsere Partnerklinik in Überlingen, das Heilfasten nach Buchinger ein und sammelte Erfahrungen an vielen Patienten mit Diabetes und

Übergewicht. Heilfasten gilt als das stärkste Verfahren in der Naturheilkunde, wird auch »Operation ohne Messer« genannt und ist oft sehr heilsam für chronisch Kranke. Für Übergewichtige aber kann ich es bestenfalls zum Einstieg in die Langzeitdiätetik und als Hilfe bei der Umstellung der Lebensgewohnheiten empfehlen. Zumeist kommen die betroffenen Patienten leider erst bei Ausbruch der Katastrophe in die medizinischen Beratungs- und Betreuungsmühlen. Etwa beim Auftreten eines Diabetes, die Spitze des Eisbergs, oder bei kardiovaskulären Komplikationen. Verfolgt man retrospektiv ihre medizinischen Erfolge, so entdeckt man bei über 80 Prozent dieser Patienten eine Teufelsspirale: Wie bei einem Flickschuster wurden ihnen Medikamente und nicht realisierbare beziehungsweise ineffiziente Diäten verordnet. Nicht wenige haben dadurch bis zu 20 Kilogramm und mehr an Gewicht zugenommen. Es folgen der Verlust der Arbeitskraft und eine hochgradige Einschränkung der Lebensqualität. Oft bäumen sie sich noch einmal auf, machen Crashdiäten, haben wieder Misserfolge. Am Ende stehen Resignation und Depression. Und geprägt durch diese Erfahrungen kommen viele Patienten skeptisch, misstrauisch und ängstlich zu uns in die Rehabilitationsklinik.

Viele bemühen sich wirklich. Warum besonders Patienten mit Diabetes geringe Chancen haben abzunehmen, und warum es sich dabei um einen extrem harten Job handelt, ist mir mittlerweile klar geworden. Schon in den Jahren bis zum Ausbruch des Diabetes versucht die Bauchspeicheldrüse durch hohe Insulinabgaben die erschwerte Glukoseverwertung in der Muskulatur zu kompensieren beziehungsweise die Zuckerbildung in der Leber zu unterdrücken. Hingegen ist die Wirkung des Insulins, im Fettgewebe den Fettansatz voranzutreiben, nicht behindert. Das erklärt, warum Diabetiker trotz schlechter Blutzuckerwerte ungebremst weiter Fett ansetzen. Und das erklärt auch, dass Insulingaben und Nahrungsmittel, die besonders stark zur Insulinausschüttung in der Bauchspeicheldrüse führen, dick machen. Insbesondere die Kohlenhydrate, vor allem, wenn sie in Verbindung mit Fett und Eiweiß und ohne Ballaststoffe, also leicht aufschlüsselbar, in der Ernährung überwiegen.

Mit Ausbruch des Diabetes kommt es zumeist zu einer krankhaften Gewichtsabnahme, da die Fette eingeschmolzen und zur Energiegewinnung verbrannt werden. Wer in der Therapie nur die Normalisierung der Blutzuckerwerte im Auge hat, eine sogenannte Serumkosmetik betreibt und der Bequemlichkeit halber die Genesung lieber mit Reparaturmedikamenten unterstützt, wer die echten Chancen einer sinnvollen Ernährungsumstellung, intensiver Bewegung und einer Lebensumstellung außer Acht lässt und nicht nutzt, wird schnell wieder das Ausgangsgewicht erreichen. Und damit setzt der Teufelskreis einer kontinuierlichen Gewichtszunahme wieder ein. Ein erster Hoffnungsschimmer war für mich der amerikanische Diabeteskongress 2003 in Philadelphia. In einem wissenschaftlichen Streitgespräch ähnlich einem Fernsehduell zwischen zwei Politikern prallten dort die bisherigen orthodoxen Ernährungsempfehlungen mit einer neuen Ernährungspyramide von Willett aufeinander. Da bisher keine positiven Effekte erbracht werden konnten und damit keine ausreichende Beweiskraft für die traditionellen Ernährungsstrategien vorliegen (evidenzbasierte Medizin), muss man sich auf die Aussagekraft der Negativevidenz stützen. Daraus leiteten sich die Schlussfolgerungen ab: »Ein bisschen Fett muss sein« beziehungsweise »Besser keine Diät als eine falsche Diät«.

Weiterhin ist der Satz von der Erhaltung der Energie gültig: Nur eine negative Kalorienbilanz kann zur Gewichtsabnahme führen. Trotzdem erwies sich das Kalorienzählen als falscher Weg. Die Betroffenen haben ohnehin schon einen niedrigen Grundumsatz, der mit zunehmendem Alter und auch im Hungerzustand noch weiter absinkt, ähnlich einem Bären im Winterschlaf. In unserer Klinik versuchen wir auch, schwer übergewichtigen Patienten mit Diabetes zu helfen, die bereits durch eine Insulinresistenz höchste Insulindosen benötigen. Diese Menschen haben zumeist ein schlechtes Gewissen, immer Hungergefühle und Angst vor Arzt und Diätberatungen. Sowohl im Rahmen meiner Vorlesung über Naturheilkunde, Ernährung und Heilfasten wie auch in meiner klinischen Tätigkeit als Diabetologe und Gastroenterologe interessieren mich hierbei viele Fragen:

- Wie schnell entleert der Magen?

- Warum habe ich nach Grießbrei als Mittagessen spätestens 14.30 Uhr einen »Hungerast«?

- Kann ein gehaltvolles spätes, mediterranes oder Kontinentalfrühstück das Mittagessen ersetzen?

- Welche Hormone des Magen-Darm-Traktes sind in Aktion, die als Darm-Hirn-Achse bezeichnet werden?

- Beruhen die zumeist positiven Ergebnisse einer Trennkost darauf, dass eine zum Fettansatz führende starke Insulinausschüttung geringer wird, wenn ich die einzelnen Nahrungsbestandteile, wie Kohlenhydrate, Fette, Aminosäuren und Alkohol, nicht alle zur gleichen Zeit zuführe?

- Welche Bedeutung haben die unzähligen, zum Teil noch unbekannten sekundären Pflanzeninhaltsstoffe für unsere Ernährung und Gesunderhaltung? Wie unterstützen ihre entschlackenden, antioxidativen, krebshemmenden (antiproliferativen) und arteriosklerosehemmenden (antientzündlichen) Wirkungen unseren Stoffwechsel?

- Wie oft am Tag muss ich überhaupt essen?

- Sollte nicht die Dauerstimulation des Verdauungs- und Stoffwechselsystems nach dem Essen regelmäßig einem Nüchtern- also Ruhezustand weichen?

Ich habe dazu noch die Worte meines Großvaters im Ohr: »Jungs – abhärten, ausfrieren, mal aushungern«. Ich kenne mittlerweile die gesunderhaltende Wirkung des Heilfastens, kenne die grundlegend anderen Essgewohnheiten vieler Franzosen und die mediterrane Ernährung. Ich berufe mich auf eigene Erfahrungen: in der Früh nur grünen Tee, etwas Gemüse- oder Obstsaft; ein spätes zweites, kräftiges, eher mediterran geprägtes Frühstück; mittags und nachmittags nur einen Snack, etwas Obst oder Gemüse; abends statt eines Biers zu einer üppigen Mahlzeit zunächst etwas Bewegung in der Natur oder Sport und danach reichlich Flüssigkeit. Ich habe die Ernährungsempfehlungen von Montignac, Hay, Atkins, Schroth und Leitzmann studiert.

Seit etwa drei Jahren führen wir in unserer Falkenstein-Klinik eine kohlenhydratbegrenzte Ernährung durch: unter Bevorzugung von Kohlenhydraten mit niedrigem glykämischem Index, unter Anrechnung von Obst bei freier Gemüsezufuhr und mit etwas Fett. Zusätzlich bemühen wir uns, die Biertrinker zu Wein- oder Schorletrinkern zu bekehren. Dazu bieten wir den Patienten ein strukturiertes, individuell abgestimmtes Bewegungs- und Sportprogramm an und passen die Medikamenteneinnahme an, indem wir Medikamente bevorzugen, die die Bauchspeicheldrüse entlasten, anstatt sie durch eine Dauerstimulation anzuregen, die letzten Reserven aus der Beta-Zelle zu holen. Wenn eine Insulinbehandlung notwendig ist, führen wir nur eine sogenannte supportive, also unterstützende Insulintherapie zu den Hauptmahlzeiten durch, mit kurzwirksamen Insulinen, um einen starken Blutzuckeranstieg nach dem Essen zu verhindern.

Unsere Patienten sind nicht mehr gezwungen, regelmäßig zu essen, um Unterzuckerungen zu vermeiden – was zwangsläufig dick macht –, sondern können den Zeitpunkt, die Art und die Häufigkeiten ihrer Nahrungszufuhr selbst bestimmen. Unsere Schulungen und praxisbezogenen Seminare mit Anleitungen am Büfett, praktischen Erfahrungen beim Einkaufen und in der Lehrküche haben sich als sehr wertvoll erwiesen. Ebenso die Anleitung für eine Sport- und Bewegungstherapie. Schließlich werden die Risikofaktoren für Herz-Kreislauf-Erkrankungen gelindert, insbesondere hoher Blutdruck und auch die Beschwerden des Stütz- und Bewegungsapparates.

Unsere positive Botschaft und die Ergebnisse

- kontinuierliche Gewichtsabnahme
- sinkendes Hungergefühl
- rückläufige »Fressanfälle«
- leicht fallender Verzicht auf Süßigkeiten
- drastische Reduktion des Insulin- und Tablettenbedarfs

Das konnten wir bei weit über 500 Patienten beobachten. Leider verlieren wir sie nach dem stationären Aufenthalt oft aus den Augen und können sie nur zum Teil nachuntersuchen. Eine Bestätigung sehen wir auch darin, dass unsere Behandlungsstrategien sich weitgehend mit dem LOGI-Konzept decken und auch andere Kliniken und Praxen in dieser Richtung Erfolge verzeichnen. In einer kürzlich erschienenen Diabetes-Fachzeitschrift fanden diese neueren Ernährungsrichtlinien als Empfehlung Eingang in die Fachliteratur (A. Eisenlohr). Endlich eine neue Chance für Sie, verehrte Betroffene, aus dem Teufelskreis herauszukommen, wieder Lebensfreude und Qualität zurückzugewinnen. Welch großen Stellenwert genüssliches Essen hat, wissen wir alle, insbesondere wenn wir etwas zu feiern haben. Die Kochkultur steht auf einem hohen Niveau. In diesem interessanten Buch finden Sie vielfältige Anregungen für die Auswahl der Lebensmittel. Meine Meinung: Ein tolles Büchlein! Den meisten wird es wie Schuppen von den Augen fallen, was sie bisher falsch gemacht haben könnten.

Ihr Uwe Häntzschel, der sich gern zu den Paralympics der über 80-Jährigen mit Ihnen treffen möchte – natürlich im klassischen Stil und mit LOGI.

Werner Heinle, geboren 1954 in der Provinz (auf der schwä-bischen Alb), absolvierte nach der Schule eine kaufmännische Ausbildung im Großhandel. Nach der Weiterbildung zum Betriebswirt wechselte er in die Werbung und ins Marketing. Zunächst arbeitete er für die größte deutsche Bankengruppe, später für ein Industrieunter-nehmen aus der Kommunika-tionstechnik. Anschließend bei einer Stuttgarter Werbeagentur beziehungsweise als freier Mit-arbeiter für unterschiedliche Auftraggeber.

Werner Heinle

Eigentlich war ich schon immer übergewichtig. Dass dies nicht sonderlich gesund war, das war mir schon bekannt. Aber mit dem Abnehmen war das immer so eine Sache. Probiert habe ich vieles: FdH, Vollwertkost, Brigitte-Diät ... Wirklich geholfen hat nichts. Die Bewe-gung kam häufig zu kurz und spätestens mit der nächsten Stressphase am Arbeitsplatz waren alle Pläne und guten Vorsätze vergessen. Über Diabetes machte ich mir wenig Gedanken. Zwar gab es in der Verwandtschaft Diabeti-ker, aber die waren ja alle viel älter. Mein Vater war auch Diabetiker. Weil er zeitlebens eher dürr war, kam ich auch nicht auf die Idee, dass ich mit meinem Gewicht vielleicht Diabetesprobleme bekommen könnte. Und gestorben ist mein Vater an Krebs.

Überraschender Anruf: »Sie haben Zucker.« Die Diag-nose Diabetes traf mich dann eines schönen Tages ziem-lich unvorbereitet. Ich hatte mir einen grippalen Infekt zugezogen. Jedenfalls fühlte ich mich hundeelend. Für den ärztlichen Sonntagsdienst war die Sache ziemlich einfach. Eine Schachtel Pillen und eine Woche Bettruhe, dann wäre das vorbei. Die Woche danach war nichts vorbei. Wieder am Arbeitsplatz, war das Befinden nicht wesentlich besser. Und weil ich mich vor der Grippe schon nicht so gut gefühlt und überraschenderweise auch deutlich Gewicht abgenommen hatte, suchte ich dann doch meinen Hausarzt auf.

Am nächsten Morgen der Anruf: Ich hätte Diabetes und solle doch schon mal meinen Schreibtisch aufräumen, damit ich anschließend so für zwei oder drei Wochen in die Klinik umziehen könne, zwecks Blutzuckereinstellung. Am nächsten Tag stand ich dann mit meinem Koffer bereits in der Aufnahme des Krankenhauses, Abteilung Innere Medizin mit einem engagierten Diabetologen. Meinem erfahrenen Hausarzt war ich dankbar für diesen schnellen Termin. Andere Diabetiker warten eine »Ewigkeit«. Zur Einstellung gehört auch die Schulung. Ich erfuhr damals schon vieles über Insulinwirkungskurven, aber auch über die Blutzuckerwirkung von Lebensmitteln.

Da hatte ich schon deutliche Nerven- und Augenschäden. Es war aber auch allerhöchste Zeit. Der Neurologe diagnostizierte eine ausgeprägte Polyneuropathie und der Augenarzt bereits deutliche Schäden an der Netzhaut. Grund genug, sofort mit einer intensivierten Insulin-Therapie (ICT) einzusteigen. Laut Lehrbuch lassen sich solche und andere schwere diabetische Folgeschäden – das zeigt, wie lange der Diabetes schon unbemerkt am Werk war – mit einer guten Blutzuckereinstellung günstigstenfalls verzögern.

Die Konsequenzen: Hinsichtlich des Essens war ab sofort eine strenge Low-Fat-Diät genau nach den »Fettzähl-Richtlinien« der Deutschen Gesellschaft für Ernährung (DGE) angesagt. Ich hielt mich wirklich daran. Dazu kam Bewegung. Beruflich reduzierte ich die Überstunden in der Agentur auf das notwendige Minimum. Zu Fuß lernte ich Ecken in der Stadt kennen, die ich vorher noch nie gesehen hatte. Natürlich war ich gespannt, wie sich diese gesündere Lebensweise auswirken würde.

TROTZ »GUTER« EINSTELLUNG: DER BLUTZUCKER SCHWANKTE ENORM

Der HbA$_1$c, als Maß für die Güte der mittel- und langfristigen Blutzuckereinstellung, sank schnell auf einen Wert mit einer Sechs vor dem Komma, dann sogar unter die Sechsergrenze. Cholesterin – naja. Der Blutdruck schwankte etwas, begann aber langfristig zu steigen. Viel alarmierender aber war, dass sich die Retinopathie und das Nervenleiden munter weiterentwickelten.

Der HbA$_1$c-Wert war zudem nur die halbe Wahrheit. Was im Alltag recht störend war, das waren die deutlichen Blutzuckerschwankungen. Mal war der Wert nach dem Essen deutlich zu hoch, dann wieder musste ich zur gleichen Zeit schon mit Traubenzucker gegensteuern, um nicht auf der Straße oder in der Bahn umzukippen. Auf Zwischenmahlzeiten konnte ich nur selten verzichten: Wenn ich versuchte, weniger Insulin zu spritzen, dann gingen die postprandialen Werte in Richtung 200 oder darüber.

WENIGER KOHLENHYDRATE, SCHON GING ES MIR BESSER

Eine schwere Hypoglykämie (= Unterzuckerung) war für mich dann der Auslöser, die Ernährung nach dem Motto »Weniger ist mehr« – weniger Kohlenhydrate, weniger Insulin und hoffentlich auch weniger »Hypos« – umzubauen. Die ganze Zeit hatte ich mich gefragt, wozu die vielen Kohlenhydrate denn eigentlich gut sein sollten – speziell wenn der eigene Stoffwechsel nur künstlich dazu veranlasst werden konnte, sie überhaupt zu verwerten. Ich beschäftigte mich mit dem glykämischen Index – über den damals weder in Büchern noch im Internet viel zu finden war. Mein Ziel war, die Wirkungskurve des Insulins mit der Blutzuckerkurve meiner Nahrung in Einklang bringen. Das wurde zwar in der Schulung am Anfang meiner Diabetikerlaufbahn angedeutet, aber nicht wirklich genau erklärt. Es gelang mir, die Kohlenhydrate zu reduzieren. Dafür genehmigte ich mir mehr Fett und mehr Eiweiß. Meine Vermutungen erwiesen sich als richtig. Die »Ausschläge« des Blutzuckermessgerätes wurden deutlich geringer. Allerdings war ich wegen der Quartalswerte unsicher. Die Überraschung: Der HbA$_1$c war noch einmal ein schönes Stückchen gesunken und die Cholesterinwerte hatten sich nicht verschlechtert, ganz im Gegenteil: HDL höher, LDL niedriger. So setzte ich meine private »Studie« ein weiteres Quartal fort und reduzierte die Kohlenhydrate noch mehr.

LOGI-ERNÄHRUNG STOPPTE DIABETISCHE SCHÄDEN

Es ging weiter kontinuierlich aufwärts, erst dann zog ich meinen Hausarzt ins Vertrauen. Statt der befürchteten Belehrung eines Besseren nahm er einen Zettel, notierte etwas darauf und reicht ihn mir mit den Worten: »Lesen Sie doch mal dieses Buch!« Schon am nächsten Tag konnte ich »Syndrom X – oder Ein Mammut auf den Teller« von Nicolai Worm in meiner Buchhandlung abholen. Da war alles, was ich hinsichtlich der Kohlenhydrate logisch durchdacht und auch bereits in die Tat umgesetzt hatte, durch aktuelle Studien wissenschaftlich belegt. Mit dem inzwischen erschienenen LOGI-Buch des Ernährungswissenschaftlers Worm verbesserte ich meine Ernährungsmethode kontinuierlich weiter. Inzwischen bin ich mir sicher, dass diese Ernährungsform das Beste für Typ-2-Diabetiker ist: Meine Netzhauterkrankung »wuchert« nicht mehr weiter, wozu zweifellos auch die Laser-Behandlungen beitrugen. Viel eindrucksvoller ist das, was die LOGI-Ernährung an meinen Nerven schafft: Die Neuropathie bildet sich inzwischen deutlich zurück. Objektive Messwerte wie die Nervenleitgeschwindigkeit verbessern sich von Untersuchung zu Untersuchung. Diese Werte sind jetzt schon besser als zum Zeitpunkt der Diagnose des Diabetes.

INSULINTHERAPIE ERLEICHTERT, LEBENSQUALITÄT VERBESSERT

Nebenbei, der HbA1c ist mittlerweile bei 5,0 angekommen. Und ich »erkaufe« den Wert nicht durch Hypos. Die schnellen Schwankungen und die großen Pendelbewegungen sind Vergangenheit, die Blutzuckerspiegel wurden geglättet. Eine Spitze im Quartal (über 140) ist schon das Maximum, und bei 50er-Werten, die natürlich ab und zu einmal vorkommen, gerate ich nicht in Panik. Eine halbe, maximal eine BE mit mittelschnellen Kohlenhydraten reicht, die Lücke zu füllen. Meine Notration Traubenzucker ist seit gut eineinhalb Jahren nicht mehr angetastet. Ebenfalls wichtig: Die gute Einstellung sichert mir ein Optimum an Lebensqualität, der Aufwand dafür ist keinesfalls eine Last. Das größte Problem bei der Insulintherapie ist wohl, abzuschätzen, wie viel Insulin für die bevorstehende Mahlzeit benötigt wird und wie lange vor dem ersten Bissen gespritzt werden muss. Da bietet LOGI grundlegende Vorteile. Durch die niedrige glykämische Last bleibt die Insulindosis vergleichsweise gering. Das verhindert gravierende Schätzfehler. Wenn die Wirkung des Insulins schwankt, dann führt das nicht zu Problemen. Weil schnelle Kohlenhydrate praktisch nicht vorkommen, ist die Wahrscheinlichkeit viel geringer, Blutzuckerspitzen aufgrund eines falschen Spritz-Ess-Abstandes aufzubauen.

GLYKÄMISCHE LAST UND KORRIGIERTE BROTEINHEITEN

Viele Diabetiker scheuen sich immer noch davor, häufiger einmal etwas Neues auf den Teller zu bringen, weil sie dessen BE-Anzahl nicht einschätzen können oder weil sie häufig die Erfahrung machten, dass die BE-Angaben nicht stimmen. Für bessere, zuverlässigere Berechnungen wurde einstmals der glykämische Index (GI) entwickelt.

Seit LOGI immer bekannter wurde, hat sich die Zahl der Lebensmittel stark erhöht, für die der GI ermittelt worden ist. Diese Tatsache lässt sich für die Bestimmung der Insulinmenge sehr gut nutzen. Um zuverlässige BE-Werte zu bestimmen, benutze ich nicht wie üblich die Kohlenhydratmenge (1 BE entspr. 10–12 Gramm Kohlenhydrate), sondern die bei LOGI gebräuchliche glykämische Last (GL). Dabei wird die KH-Menge mit dem GI multipliziert (einer Prozentangabe). Dann verwende ich eine GL von acht bis neun als eine korrigierte BE (BEkorr). Diesen Wert multipliziere ich mit meinem individuellen Insulinfaktor, je nach Tageszeit, wie mit den normalen BE. Das klingt etwas kompliziert, ist es aber nicht. Nachfolgend zwei Beispiele, die deutlich zeigen, wo die Unterschiede liegen.

Beispiel 1: Baguette

Baguette enthält 50 Gramm Kohlenhydrate pro 100 Gramm. Nach normaler Rechnung sind also 20–24 Gramm Baguette = 1 BE. Bei einem GI von 95 ist die glykämische Last von 100 Gramm Baguette 47,5.

1 BEkorr – also eine GL von 8 – ist schon in 17 Gramm Baguette enthalten. Für das Weißbrot müsste ich deshalb 30 Prozent mehr Insulin spritzen, als üblicherweise berechnet wird.

Beispiel 2: Erdbeeren

Kohlenhydratgehalt: 5,5 Gramm pro 100 Gramm. 1 BE entspricht also rund 200 Gramm Erdbeeren.

Der GI ist 40, die GL (100 Gramm Erdbeeren) = 2,2.

Deshalb berechne ich rund 350 Gramm Erdbeeren als 1 BEkorr. Das sind rund 75 Prozent mehr die ich essen darf als bei herkömmlicher BE-Berechnung.

Bei der Berechnung und dem Abwiegen der Zutaten reicht eine gute Schätzung. Kein Insulinpen bietet eine Genauigkeit von zehntel Insulineinheiten! Runden reicht also aus. Nur Lebensmittel mit hohem GI erfordern mehr

Genauigkeit. Aber die werden bei LOGI ja konsequent eingeschränkt oder ganz vermieden. Zusätzlich muss man natürlich wie immer auch noch andere Faktoren einbeziehen, etwa die geplanten Aktivitäten während der Insulinwirkung. Im Wesentlichen ergeben sich folgende Änderungen: Schnelle Kohlenhydrate (solche mit hohem GI) ergeben eine höhere Insulinmenge als bei der konventionellen Berechnung. Langsame Kohlenhydrate (niedriger GI) ergeben ein niedrigere Insulinmenge, auch wenn man einbezieht, dass ich alle KH berücksichtige: Meine Gemüseportionen – etwa eine große Schüssel Salat – sind oft so groß, dass sie auch eine spürbare Blutzuckerwirkung ergeben.

Statt den empfohlenen »Fünf am Tag« werden da leicht sechs oder sieben Portionen daraus. Der richtige Spritz-Ess-Abstand (SEA) findet sich mit ein paar zusätzlichen Messungen. Faustregel: je niedriger der GI, desto kürzer der SEA. Wer seinen Typ-2-Diabetes mit Tabletten behandelt, der kann sich diese Berechnung ebenfalls zunutze machen.

WAS ISST MAN ALS LOGISCH LEBENDER DIABETIKER?

Wer seine Ernährung nicht von einem Tag zum anderen umstellen möchte, der kann – immer die LOGI-Pyramide im Gedächtnis – seine einzelnen Lieblingsrezepte beibehalten und einfach darangehen, zunächst die dicksten Kohlenhydratfallen zu beseitigen. Für einen verantwortungsbewussten Diabetiker sollten die schlimmsten Zuckersünden ohnehin tabu sein. Das sind »leere« Kalorien, die man ohnehin besser einspart. Dann folgen aber auch schon Kartoffeln, Nudeln, Reis und Brot. Wer nicht sofort auf diese Produkte vollständig verzichten will oder kann, der reduziert die Kohlenhydratträger in der Menge und ersetzt sie durch Gemüse: Zucchini statt Kartoffeln, Gemüse in Streifen geschnitten statt Nudeln, Farinata statt Pizza. Der Ersatz ist nicht nur gesünder, er schmeckt auch besser. Meine Erfahrung: Man beginnt die neuen Möglichkeiten in der Küche zu genießen. Low-Carb statt Low-Fat bedeutet auch besserer Geschmack. Und mit ein paar Anregungen aus den inzwischen verfügbaren LOGI-Rezeptbüchern entdeckt man vollkommen neue Möglichkeiten. Auch die Rezeptvorschläge von Spitzenköchen gehören dazu.

UMSTELLUNG – WORAUF MUSS ICH ACHTEN?

Sicher sind auch einige Worte darüber angebracht, wo denn Fallen und Widerstände bei der Umstellung auf die LOGI-Ernährung lauern könnten. Klar ist, wer die Kohlenhydrate reduziert, der muss die Insulindosis beziehungsweise möglicherweise die Tablettendosis anpassen. Ein Problem sollte das aber nicht sein, denn jeder Diabetiker müsste wissen, wie er zu handeln hat, wenn er – vielleicht durch eine Erkrankung bedingt – weniger KH zu sich nimmt. Probleme könnte es dann geben, wenn ein Diabetiker die KH reduzieren möchte, der keine Erfahrung in der Anpassung der Insulindosis besitzt, also beispielsweise mit der konventionellen Insulintherapie. In diesem Fall ist ein Gespräch mit dem Diabetologen unumgänglich. Ich würde es jedem empfehlen, der sich in dieser Frage nicht wirklich sicher ist. Ein paar zusätzliche Blutzuckermessungen geben nicht nur größeren Aufschluss über das eigene »Kurvenverhalten«. Wer sich Gedanken über Unterzuckerungen macht, der erkennt an den postprandialen Messwerten bald, dass unter LOGI die Kurven sich nicht einfach nach unten verschieben, sondern dass die Ausschläge zunehmend niedriger werden. Die Restsekretion der Bauchspeicheldrüse bekommt wieder mehr Einfluss, die Insulinempfindlichkeit steigt an. Damit lassen sich noch mehr Insulin und/oder Tabletten einsparen.

LÄNGST ÜBERKOMMENE MEINUNGEN UND DER GRUPPENZWANG

Leider ist nicht ausgeschlossen, dass man als Ratsuchender die hinreichend bekannte Argumentation der Fachgesellschaften von der angeblichen Wichtigkeit der

Kohlenhydrate und von den »furchtbaren Auswirkungen« von etwas größeren Fett- und Eiweißmengen zu hören bekommt. Die regelmäßigen Blutzuckerspitzen wären dagegen geradezu harmlos. Als Patient bin ich erstaunt, wie viel überkommene, verkrustete Meinungen – von einzelnen Ernährungsberatern über (Fach-)Medien und Newsletter aus der Industrie bis hin zu den Anschauungen mancher Ärzte – auf dem Gebiet tatsächlich noch im Umlauf sind. Dass eine flache und niedrige Blutzuckerkurve die beste Vorbeugung gegen alle diabetischen Komplikationen darstellt, bestreitet keiner. Dass die Kurve aber nur mit weniger Kohlenhydraten zu erreichen ist, das will man oft so deutlich nicht sagen.

Und schließlich lernt man dann auch noch durch andere »gut geschulte« Betroffene kennen, was der sogenannte »Gruppenzwang« ist. Mit hochtrabenden Phrasen aus Diabetesbüchern oder von Mitschrieben aus Schulungen wird da manchmal geschulmeistert, wie wichtig und unverzichtbar ein hoher Kohlenhydratanteil im Essen sei. Wenn ich da nicht genau wüsste, dass meine Werte das Gegenteil beweisen ...

Der 1948 in Los Angeles geborene John Ecker wurde mit dem Basketballteam der University of California Los Angeles (UCLA) dreimal amerikanischer Universitätsmeister (1969–1971). Er hat einen Bachelor-Abschluss in Politischen Wissenschaften, einen Master-Abschluss in Pädagogik sowie die Lehrerausbildung (UCLA) und Lehrbefähigung des Bundesstaats Kalifornien. Seit 1971 lebt er in Deutschland. 1971–1983 spielte er für TSV Bayer 04 Leverkusen in der 1. Bundesliga und wurde in diesem Team dreimal Meister und dreimal Pokalsieger. Seit 1975 ist er Lehrer für Politik, Sport und Englisch am Landrat-Lucas-Gymnasium in Leverkusen-Opladen. Er war Co-Trainer der deutschen Nationalmannschaft bei der EM in Frankreich 1983. In den achtziger Jahren trainierte er außerdem fünf Jahre lang die TuS Opladen (2. Bundesliga) und war drei Jahre Trainer der Telekom Bonn (2. Bundesliga).

John Ecker

Für mich ist die richtige Ernährung ein hochinteressantes Dauerthema von großer persönlicher und gesellschaftlicher Bedeutung. Zum einen, weil sie unabdingbar ist, um ein langes, gesundes und produktives Leben führen zu können. Mir ist wichtig, die aktuellen Diskussionen zu verfolgen, weil Ernährungswissenschaftler immer wieder neue Forschungsergebnisse und wissenschaftlich grundierte Empfehlungen vorlegen können. Als junger Leistungssportler wurde ich bereits in den sechziger Jahren von meinem außerordentlich erfolgreichen Basketballtrainer, John Wooden, auch bei Ernährungsfragen beraten.

Mein Coach John Wooden war der erfolgreichste Basketballtrainer seiner Zeit und wurde 1972 zum »Sportler des Jahres« in den USA gewählt, obwohl Mark Spitz 1972 sieben olympische Goldmedaillen gewann. 2001 wurde er von einer US-Fachzeitschrift zum »Basketballtrainer des Jahrhunderts« gewählt und anschließend im Weißen Haus von Präsident George W. Bush empfangen und geehrt. Sie verstehen sicher, dass ich ihm auch in Ernährungsfragen voll und ganz vertraute. Aber die Ratschläge von damals klingen vor dem Hintergrund des heutigen Wissenstands etwas lustig. Zum Beispiel ein Riesensteak mit gebackener Kartoffel vier Stunden vor jedem Spiel und reichlich Kohlenhydrate in Form von Brot, Nudeln, Kartoffeln und Reis zu allen Mahlzeiten zu essen. Diese Empfehlungen sind nicht mehr aktuell, obwohl ich zugeben muss, dass ich mich immer auf diese üppigen Mahlzeiten gefreut habe. Und weil ich jung war und täglich drei bis vier Stunden trainierte, habe ich so manche Ernährungsfehler verkraftet. Obwohl das absolute Trinkverbot während unserer Trainingseinheiten, sowohl in meiner Schulzeit wie auch später an der Universität, sicherlich nicht ungefährlich war.

Heute sieht das anders aus. Und wahrscheinlich hat jeder von Ihnen schon am eigenen Leibe erfahren, dass ein Ernährungsplan, der auf kohlenhydratreiche Kost basiert, mit zunehmendem Alter erhebliche Unannehmlichkeiten verursachen kann. Alleine der Kampf gegen das zunehmende Gewicht ist Grund genug, über eine bessere Art der Ernährung nachzudenken. In meinem Fall kam ein weiterer Ernährungsfaktor hinzu, der mich zum Umdenken bewegte: ein relativ spät auftauchender Diabetes mellitus Typ 1, den ich wahrscheinlich von meinem Vater geerbt hatte.

Viermal am Tag Insulin zu spritzen, wozu man die Insulinmenge entsprechend der Broteinheiten (12 Gramm Kohlenhydrate = 1 Broteinheit) in den Mahlzeiten berechnen muss, wird immer ungenauer und kann sogar gefährlich werden, je höher die Zahl der Broteinheiten beziehungsweise je größer die zu spritzende Insulinmenge ist: Sowohl zu hohe Blutzuckerwerte wie auch Unterzuckerungen sind auf Dauer extrem problematisch. Von meinem Freund und Berater, Clifford Opoku-Afari, habe ich neue, anregende Informationen über Ernährung und Diabetes erhalten, die nun eine wichtige Rolle in meinem Leben spielen. Sie tragen eindeutig dazu bei, meine Lebensqualität und Gesundheit zu verbessern.

Erst mit Cliffs Hilfe ist es mir gelungen, meine Ernährung tatsächlich dauerhaft umzustellen. Die Reduktion und zum Teil sogar Streichung vieler Kohlenhydrate aus meinem persönlichen Essensplan sowie die höhere Eiweißaufnahme zum Ausgleich helfen mir nicht nur, mein Idealgewicht zu erreichen und zu halten, sondern erleichtern mir auch den täglichen Umgang mit meinem Diabetes. Weniger Kohlenhydrate in einer Mahlzeit bedeuten für mich als Typ-1-Diabetiker unter anderem, dass ich die zu spritzende Insulinmenge reduzieren und dadurch genauer dosieren kann. Das bedeutet auch verbesserte Blutzuckerwerte!

Für Cliffords großartige Unterstützung und fachkundige Beratung werde ich ewig dankbar sein.

Biografien

Clifford Opoku-Afari arbeitet als Personal Coach und Keynote-Speaker. Als persönlicher Fitness- und Motivationsexperte gibt er wertvolle Unterstützung auf dem Weg zum gesunden Erfolg. Gewichtsreduzierung, Ernährungsumstellung und Verbesserung der körperlichen und geistigen Verfassung sind Inhalte seiner Coaching-Einheiten. Um seine Klienten auf ihrem Weg zu mehr Gesundheit und größerem Wohlbefinden zu unterstützen, profitiert der Sportwissenschaftler (MA) aus seiner langjährigen praktischen Erfahrung im Fitnessbereich. Der ehemalige Leistungssportler hat sich dabei zum Ziel gemacht: Neugier zu wecken, Emotionen zu entfachen und Veränderungen zu begleiten. Für Veranstaltungen unterschiedlichster Art wird Clifford Opoku-Afari als Redner für Motivations- und Gesundheitsthemen gebucht. Der Autor arbeitet unter anderem regelmäßig für das WDR-Fernsehen.

Das Vorwort zu diesem Buch schrieb Heide Ecker-Rosendahl. Die zweifache Olympiasiegerin 1972 und Sportlerin des Jahres 1970 und 1972 ist heute stellvertretende Vorsitzende der Sportstiftung NRW und seit 2002 persönliches Mitglied im NOK. Darüber hinaus leitet sie ein Unternehmen für Ernährungswissenschaften und mehrere Fitnessstudios.

Danksagung

Mit der Veröffentlichung dieses Buches, durch das ich meine Erfahrungen an andere weitergeben kann, ist ein großer Traum von mir in Erfüllung gegangen. Ich bedanke mich bei allen, die mich dabei unterstützt und beraten haben: Heide Ecker-Rosendahl, Dr. Manfred Assmann, Dr. Uwe Häntzschel, John Ecker, Dr. Nicolai Worm, Simon Hartmann, Werner Heinle, Sabine und Wilfried Schmieder (†). Des Weiteren bei meinen Eltern, meiner Schwester, Verwandten, Freunden und meiner Freundin dafür, dass sie stets ein offenes Ohr für mich hatten.

Literaturverzeichnis

Keine Kekse fürs Krümelmonster

1 Ärzte Zeitung vom 12.04.2005

2 Frankfurter Allgemeine Sonntagszeitung vom 04.01.2004.

3 Kampf der Mehlspeise, Kathrin Burger, DIE ZEIT Nr.15 vom 01.04.2004

Die Folgen moderner Ernährung

1 Was der Körper wirklich braucht, Stern Spezial »Gesund Leben«; 04/2004

2 http://www.time.com/time/asia/covers/ 1101021209/story.html Zugriff 06.10.2004

3 Dependence of 24 h energy expenditure in man on the composition of the nutrient intake Dauncey MJ, Bingham SA, Br J Nutr 1983 Jul; 50(1) 1-13

War früher alles besser?

1 Paleolithic vs. modern diets – selected pathophysiological implications, Eaton SB, Eaton SB 3rd, Eur J Nutr 2000 Apr; 39(2): 67-70

2 Modern Stone Age food. Your body craves nutrients cavemen ate, Interview mit S. Boyd Eaton, 1998 May 1-3

3 Cardiovascular disease resulting from a diet and lifestyle at odds with our Paleolithic genome: how to become a 21st-century hunter-gatherer, O'Keefe JH Jr, Cordain L, Mayo Clin Proc 2004 Jan; 79(1): 101-8

4 Evolutionary health promotion, Eaton SB, Strassman BI, Nesse RM, Neel JV, Ewald PW, Williams GC, Weder AB, Eaton SB 3rd, Lindeberg S, Konner MJ, Mysterud I, Cordain L, Prev Med 2002 Feb; 34(2): 109-18

5 Old genes, new fuels: Nutritional changes since agriculture, Eaton, SB, Cordain, L, World Review Nutrition Diet 1997; 81: 26-37

6 Paleolithic Nutrition: Your Future Is In Your Dietary Past, Challem, Jack, The Nutrition Reporter 1998

7 The Paleo Diet. Lose Weight and get healthy by eating the food you were designed to eat Cordain L (2002), Hoboken: John Wiley & Sons Inc.

8 Biological and clinical potential of a Paleolithic diet, Lindeberg S, Cordain L, Eaton SB, Journal Nutrition Environ Med 2003; 13(3): 149-160

9 The paradoxical nature of hunter-gatherer diets: meat-based, yet non-atherogenic, Cordain L, Eaton SB, Miller JB, Mann N, Hill K, Eur J Clin Nutr 2002 Mar; 56 Suppl 1: 42-52

10 Anthropological research reveals human dietary requirements for optimal health, Abrams H, Leon Jr., Journal of Applied Nutrition 1982; 16(1): 38-45

11 Plant to animal subsistence ratios and macronutrient energy estimations in world wide hunter-gatherer diets, Cordain L, Brand Miller J, Eaton SB, Mann N, Holt SHA, Speth JD, Am J Clin Nutr 2000; 71: 682-92

12 The nutritional characteristics of a contemporary diet based upon Paleolithic food groups, Cordain L, J Am Nutraceut Assoc 2002; 5: 15-24

13 Physical activity, energy expenditure and fitness: an evolutionary perspective, Cordain L, Gotshall RW, Eaton SB, Eaton SB 3rd., Int J Sports 1998 Jul; 19(5): 328-35

Vegetarier oder Steakliebhaber?

1 Physiology and biochemistry of uric acid, Hediger MA, Ther Umsch 2004 Sep; 61(9): 541-5

2 Adipositas. Ursachen und Therapie, Wechsler G (2003), Berlin: Blackwell Verlag

3 Anthropological research reveals human dietary requirements for optimal health, Abrams H, Leon Jr., Journal of Applied Nutrition 1982; 16(1): 38-45

4 The critical role played by animal source foods in human (Homo) evolution, Milton K, J Nutr 2003 Nov; 133(11): 3886S-3892S

5 Meat eating is an old human habit, Holzman, David, New Scientist Print Edition, 07.09.2003

6 Paleolithic nutrition: what can we learn from the past? Mann NJ, Asia Pac J Clin Nutr 2004; 13: S17

7 Glücklich und Schlank. Mit viel Eiweiß und dem richtigen Fett. Die LOGI-Methode in Theorie und Küche, Worm N (2003), Lünen: systemed

8 Mit 30 nackt durch den Urwald, mit 67 auf Spendentrip durch die Welt. Baur D, Goodall J, Spiegel vom 04. September 2001

9 Der Eiweiß-Effekt, Frankfurter Allgemeine Sonntagszeitung vom 01.08.2004, Nr. 31, S. 50

10 Dietary lean red meat and human evolution Mann N, Eur J Nutr 2000; 39: 71-9

Power durch Kohlenhydrate?

1 Cereal grains: humanity's double-edged sword, Cordain L, World Rev Nutr Diet 1999; 84:19-73

2 The Framingham Study: ITS 50-year legacy and future promise, Kannel WB, J Atheroscler Thromb 2000; 6(2): 60-6

3 Gesünder Leben! Der kritische Ratgeber zur Gesundheits-Vorsorge. Schmidsberger P (1987), München: Mosaik

4 nach Gonder, Ulrike, http://www.optipage.de/fetteluegen.html

5 Physiologie des Menschen, Schmidt RF, Thews G, Lang F (2000), Berlin/Heidelberg/New York: Springer

6 http://www.dge.de/Pages/navigation/verbraucher_infos/infos.html, Zugriff: 01.07.2004

7 Diät-Revolution, Atkins R (2001), Frankfurt: Fischer

8 Calorie Intake in Relation to Body-Weight Changes in the Obese, Kekwick A, Pawan GLS The Lancet 1956 July 28; 155-161

9 Das Optimum. Die Sears Diät. Sears, B. (1999) München, Düsseldorf: Econ

10 Der Kassenarzt 4/ 2003

11 Fit und schlank mit dem GLYX, Hamm M (2003), München: Knaur

12 Zucker-Knacker, Leighton Steward H (1999), München: Goldmann

Zucker – süß macht süchtig

1 http://www.zuckerwirtschaft.de/2_3_2.html Zugriff: 10.04.2004

2 Ich esse, um abzunehmen. Die Montignac Methode speziell für Frauen, Montignac M (1994), Offenburg: Artulen

3 Diät-Revolution. Der kalorienreiche Weg zu gesunder Schönheit. Atkins R (2001), Frankfurt am Main: Fischer

4 Zucker-Knacker, Leighton Steward H (1999) München: Goldmann

5 Auszug aus »124 ways sugar ruins your health« Nancy Appleton (übersetzt), http://www.nancyappleton.com, Zugriff: 18.04.2004

6 Effect of dietary sugars on metabolic risk factors associated with heart disease, Reiser S, Nutr Health 1985; 3(4): 203-16

7 Adverse effects on risk of ischaemic heart disease of adding sugar to hot beverages in hypertensives using diuretics. A six year follow-up in the Copenhagen Male Study, Suadicani P, Hein HO, Gyntelberg F, Blood Press 1996 Mar; 5(2): 91-7

8 Sugar-sweetened beverages, weight gain, and incidence of type 2 diabetes in young and middle-aged women, Schulze MB, Manson JE, Ludwig DS, Colditz GA, Stampfer MJ, Willett WC, Hu FB, JAMA 2004 Aug 25; 292(8): 927-34

9 Sugar on the brain: Study shows sugar dependence in rats, News from PRINCETON UNIVERSITY, 2002 Jul 7

10 http://www.dge.de/Pages/navigation/verbraucher_infos/infos.html, Zugriff: 11.04.2004

11 Zusammenfassung des Vortrages: Aspekte der Kohlenhydratzufuhr mit Süßwaren, Prof. Dr. med. J. Schrezenmeir, 6. Wissenschaftliche Tagung der Deutschen Akademie für Ernährungsmedizin, 23.10.1998

12 Physiologie des Menschen, Schmidt RF, Thews G, Lang F (2000), Berlin/Heidelberg/New York: Springer

13 Ergebnisse der 6. Wissenschaftlichen Tagung der Deutschen Akademie für Ernährungsmedizin, Freiburg, 23.10.1998, Prof. Dr. Kluthe R, Deutsche Akademie für Ernährungsmedizin, Prof. Dr. Kasper H, Würzburg

14 Zusammenfassung des Vortrages: Süßwaren und Mikronährstoffe von Prof. Dr. rer. nat. P. Stehle, 6. Wissenschaftliche Tagung der Deutschen Akademie für Ernährungsmedizin am 23.10.1998

15 http://www.suesse-facts.de/frs_synopse.htm, Zugriff: 07.05.2004

16 http://www.suesswarenverband.de/bdsio11.html, Zugriff 07.05.2004

17 Financial Times Deutschland vom 20.01.2005

Mit (Un-)Vernunft gegen den Zucker

1 Kosten des Diabetes mellitus. Ergebnisse der KoDiM Studie, Köster, von Ferber, Hauner (2005), München; PMV Forschungsgruppe.

2 Vertreter der Deutschen Diabetes Union befürchten eine rasante Zunahme der Zahl der Diabeteskranken, Brettschneider H (2003), Ärzte Zeitung vom 27.11.2003

3 In fünf Jahren doppelt so viele Typ-2-Diabetiker, Ärzte Zeitung vom 13.11.2003

4 http://www.gesundheit-pro.de/PGG/PGGA/pgga.htm?line=3&ressort=30100&rubrik=0&snr=16711, Zugriff: 27.10.2004

5 Kosten des Diabetes, Deutsche Diabetes-Stiftung, 21.01.2003

6 Insulinresistenz und Typ-2-Diabetes; Identifikation von Suszeptibilitätsgenen in einem Mausmodell, Kluge R et al, DIFE Annual Report (2001-2002); 13-14

7 Glycemic index, glycemic load, and risk of type 2 diabetes, Willett W, Manson J, Liu S, Am J Clin Nutr 2002 Jul; 76(1): 274S-80S

8 Dietary fiber, glycemic load, and risk of non-insulin-dependent diabetes mellitus in women, Salmeron J, Manson JE, Stampfer MJ, Colditz GA, Wing AL, Willett WC, JAMA 1997 Feb 12; 277(6): 472-7

9 Dietary fiber, glycemic load, and risk of NIDDM in men, Salmeron J, Ascherio A, Rimm EB, Colditz GA, Spiegelman D, Jenkins DJ, Stampfer MJ, Wing AL, Willett WC, Diabetes Care 1997 Apr; 20(4): 545-50

10 Hypocaloric high-protein diet improves glucose oxidation and spares lean body mass: comparison to hypocaloric high-carbohydrate diet Metabolism, Piatti PM, Monti F, Fermo I, Baruffaldi L, Nasser R, Santambrogio G, Librenti MC, Galli-Kienle M, Pontiroli AE, Pozza G, 1994 Dec; 43(12): 1481-7

11 An increase in dietary protein improves the blood glucose response in persons with type 2 diabetes, Gannon MC et al, Am J Clin Nutr 2003; 78: 734–41

12 Zitat nach Prof. Dr. Laube, Heinrich, http://www.diabetes-world.net/de/26028, Zugriff: 21.01.2003

13 Zusammenfassung des Vortrages: Süßigkeitenkonsum aus der Sicht der Diabetologie von Prof. Dr. Hans Hauner, 6. Wissenschaftliche Tagung der Deutschen Akademie für Ernährungsmedizin am 23.10.1998

14 http://www.diabetes-news.de/info/therapie10.htm, Zugriff: 08.05.2004

15 Ernährung bei Diabetes Mellitus Typ 2: Die neuen Richtlinien in Theorie und Praxis, Holler C, Journal für Ernährungsmedizin 1/1999; Schweizer Ausgabe

16 Deutscher Gesundheitsbericht Diabetes 2007, Deutsche Diabetes Union (2006), München, Kirchheim & Co GmbH

17 Diabetes-Prävalenz wird sich bis 2030 verdoppeln, Ärzte Zeitung vom 25.05.2004

18 Ernährungstherapie bei Diabetes mellitus Typ 2 mit kohlenhydratreduzierter Kost (LOGI-Methode). Heilmeyer P, Kohlenberg S, Dorn A, Faulhammer S und Kliebhan R.

Mit GLYX aus der Falle?

1 The Glucose Revolution. Pocket Guide to losing weight, Foster-Powell K (2000), Marlow & Company

2 http://www.glycemicindex.com, Zugriff: 01.05.2004

3 Die GLYX-Diät. Abnehmen mit Glückgefühlen. Grillparzer M (2003), München: Gräfe & Unzer

4 http://www.gisymbol.com.au/pages/index.asp, Zugriff: 01.05.2004

5 Effects of dietary glycaemic index on adiposity, glucose homoeostasis, and plasma lipids in animals, Pawlak DB, Kushner JA, Ludwig DS, Lancet 2004 Aug 28; 364(9436): 778-85

6 Dietary glycemic index and obesity, Ludwig DS, J Nutr 2000 Feb; 130(2S): 280S-283S

7 Should obese patients be counselled to follow a low-glycaemic index diet? Yes., Pawlak DB, Ebbeling CB, Ludwig DS, Obes Rev 2002 Nov; 3(4): 235-43

8 Novel treatments for Obesity, Ludwig DS, Asia Pac J Clin Nutr 2003; 12 Suppl: S8

9 Glycemic index and obesity, Brand-Miller JC, Holt SH, Pawlak DB, McMillan J, Am J Clin Nutr 2002 Jul; 76(1): 281S-5S

10 Glycemic index and satiety, Roberts SB, Nutr Clin Care 2003 Jan-Apr; 6(1): 20-6

11 Glücklich und Schlank. Mit viel Eiweiß und dem richtigen Fett. Die LOGI-Methode in Theorie und Küche, Worm N (2003), Lünen: systemed

12 The glycemic index: flogging a dead horse?, Wolever TM, Diabetes Care 1997 Mar; 20(3): 452-6

Die Last mit den Kohlenhydraten

1 Glycemic index, glycemic load and risk of gastric cancer, Augustin LS, Gallus S, Negri E, La Vecchia C, Ann Oncol 2004 Apr; 15(4): 581-4

2 Women's Health Study. Dietary glycemic load and risk of colorectal cancer in the Women's Health Study, Higginbotham S, Zhang ZF, Lee IM, Cook NR, Giovannucci E, Buring JE, Liu S, J Natl Cancer Inst 2004 Feb 4; 96(3): 229-33

3 Dietary glycemic index and glycemic load, and breast cancer risk: a case-control study, Augustin LS, Dal Maso L, La Vecchia C, et al, Ann Oncol 2001; 12(11): 1533-1538

4 Dietary sugar, glycemic load, and pancreatic cancer risk in a prospective study, Michaud DS, Liu S, Giovannucci E, Willett WC, Colditz GA, Fuchs C, J Natl Cancer Inst 2002; 94(17): 1293-1300

5 Dietary glycemic index, glycemic load and ovarian cancer risk: a case-control study in Italy, Augustin LS, Polesel J, Bosetti C, et al, Ann Oncol 2003; 14(1): 78-84

6 Glycemic index and glycemic load in endometrial cancer, Augustin LS, Gallus S, Bosetti C, et al, Int J Cancer 2003; 105(3): 404-407

7 A prospective study of dietary glycemic load, carbohydrate intake, and risk of coronary heart disease in US women, Liu S, Willett WC, Stampfer MJ, et al, Am J Clin Nutr 2000; 71(6): 1455-1461

8 Glycemic index, glycemic load, and risk of type 2 diabetes, Willett W, Manson J, Liu S

Am J Clin Nutr 2002 Jul; 76(1): 274S-80S

9 Dietary fiber, glycemic load, and risk of non-insulin-dependent diabetes mellitus in women

Salmeron J, Manson JE, Stampfer MJ, Colditz GA, Wing AL, Willett WC, JAMA 1997 Feb 12; 277(6): 472-7

10 Dietary fiber, glycemic load, and risk of NIDDM in men, Salmeron J, Ascherio A, Rimm EB, Colditz GA, Spiegelman D, Jenkins DJ, Stampfer MJ, Wing AL, Willett WC, Diabetes Care 1997 Apr; 20(4): 545-50

11 Dietary glycemic index and obesity, Ludwig DS, J Nutr 2000 Feb; 130(2S): 280S-283S

12 Glykämischer Index und Glykämische Last – ein für Ernährungspraxis des Gesunden relevantes Konzept? Deutsche Gesellschaft für Ernährung, Ernährungs Umschau 4/2004; 128-131

Wenn süß nicht süß genug ist

1 Symptoms attributed to aspartame in complaints submitted to the FDA, Department of Human Health and services 1995 Apr 20

2 Food allergies. Rare but risky, US Food and Drug Administration 5/1994

3 The bitter truth about artificial sweeteners. Gold Mark D, Nexus Magazine, Ausgabe 2, Nr. 28, Okt/Nov 1995

4 Aspartame And Diet Drinks – Contributors To GWI And Other Illnesses. Mary Nash Stoddard 1998 Sep 16

5 Did Searle ignore early warning signs? Gregory Gordon, UPI Investigative Report 1987

6 Interview mit Mary Nash Stoddard, NUTRITION & HEALING 11/1995

7 Adverse reactions to aspartame: double-blind challenge in patients from a vulnerable population., Walton RG, Hudak R, Green-Waite RJ, Biol Psychiatry 1993 Jul 1-15; 34(1-2): 13-7

8 Phenylalanine-influenced retinal changes in the newborn rat (author's transl), Colmant G, Arch Klin Exp Ophthalmol 1977 Jun 28; 202(4): 259-73

9 Dangerous Diet Drinks, Rebhahn, Peter, Psychology Today 3/4 2001; Nr. 34, Ausgabe 2

10 The Bitter Truth About Aspartame, Gailon Totheroh, 13.02.2002, nachzulesen auf http://www.700club.com/cbn-news/news/020213a.asp, Zugriff 06.05.2003

11 FDA Statement on Aspartame, FDA Talk Paper, T96-75, 18.11.1996

12 The New FDA, LA Times vom 20.12.2000

13 http://www.gesund-laenger-leben.de/Aspartam.htm, Zugriff am 03.05.2004

14 http://www.oekotest.de/cgi/vb/vbgs.cgi?such-text=&frage=100117, Zugriff am 03.05.2004.

15 Oral stimulation with aspartame increases hunger, Tordoff MG, Alleva AM, Physiol Behav 1990 Mar; 47(3): 555-9

16 How do non-nutritive sweeteners increase food intake? Tordoff MG, Appetite 1988; 11 Suppl 1: 5-11

17 The effect of artificial sweetener on insulin secretion. 1. The effect of acesulfame K on insulin secretion in the rat (studies in vivo). Liang Y, Steinbach G, Maier V, Pfeiffer EFHorm Metab Res 1987 Jun; 19(6): 233-8

18 Patterns of artificial sweetener use and weight change in an American Cancer Society prospective study, Stellman SD, Garfinkel L, Appetite 1988; 11 Suppl 1: 85-91

19 Responses to an intense sweetener in humans: immediate preference and delayed effects on intake, Monneuse MO, Bellisle F, Louis-Sylverstre J, Physiol Behav 1991 Feb; 9(2): 325-30

20 Effects of intense sweeteners on hunger, food intake, and body weight: a review, Rolls BJ, Am J Clin Nutr 1991 Apr; 53(4): 872-8

21 The effect of aspartame as part of a multidisciplinary weight-control program on short- and long-term control of body weight, Blackburn GL, Kanders BS, Lavin PT, Keller SD, Whatley J, Am J Clin Nutr 1997 Feb; 65(2): 409-18

22 Comparison of the effects of aspartame and sucrose on appetite and food intake, Rolls BJ, Hetherington M, Laster LJ, Appetite 1988; 11 Suppl 1: 62-7

Steinalt mit Low-Fat?

1 What if It's All Been a Big Fat Lie?, Taubes, Gary, NY Times vom 07.07.2002

2 Fett, Gonder, Ulrike (2004), Stuttgart: Hirzel Verlag

3 A very-low-fat diet is not associated with improved lipoprotein profiles in men with a predominance of large, low-density lipoproteins, Dreon, DM, Fernstrom HA, Williams PT, Krauss RM, Am J Clin Nutr 69 (1999); 411-418

4 Reducing dietary fat has little effect on cardiovascular disease, Hooper L, Summerbell CD, Higgins JPT, Thompson RL, Capps NE, Smith GD, Riemersma RA, Ebrahim S, BMJ Mar 2001; 322: 0b

5 Diet-heart disease hypothesis is wishful thinking, Ravnskov U, BMJ 2002; 324: 238

6 Dietary fats and coronary heart disease: unfinished business, Ahrens EH, Lancet 1979 Dec 22-29; 2(8156-8157): 1345-8

7 The questionable role of saturated and polyunsaturated fatty acids in cardiovascular disease, Ravnskov U, J Clin Epidemiol 1998 Jun; 51(6): 443-60

8 Dietary fat intake and risk of stroke. Allegations about dietary fat are unfounded, Ravnskov U, BMJ 2003; 327: 1348

9 Dietary fat and risk of coronary heart disease in men: cohort follow up study in the United States, Ascherio A, Rimm EB, Giovannucci EL, Spiegelman D, Stampfer M, Willett WC, BMJ Jul 1996; 313: 84-90

10 Dietary fat and risk of coronary heart disease in men, Worm, Nicolai, BMJ 1996; 313: 1258

11 Dietary fats and prevention of cardiovascular disease, Mann J, Skeaff M, Truswell S, BMJ 2001; 323: 1000

12 Intake of fatty acids and risk of coronary heart disease in a cohort of Finnish men. The Alpha-Tocopherol, Beta-Carotene Cancer Prevention Study Pietinen P, Ascherio A, Korhonen P, Hartman AM, Willett WC, Albanes D, Virtamo J, Am J Epidemiol 1997 May 15; 145(10): 876-87

13 Nutrition. The soft science of dietary fat, Taubes G (übersetzt), Science 2001 Mar 30; 291(5513): 2536-45

14 Orakel aus der Blutbahn, Harro Albrecht, DIE ZEIT vom 13.02.2003

15 High-sensitivity C-reactive protein: clinical importance, Bassuk SS, Rifai N, Ridker PM, Curr Probl Cardiol 2004 Aug; 29(8): 439-93

16 High-sensitivity C-reactive protein, inflammation, and cardiovascular risk: from concept to clinical practice to clinical benefit, Ridker PM, Am Heart J. 2004 Jul; 148 (1 Suppl): S19-26

17 C-reactive protein, inflammation, and coronary risk, Ridker PM, Cardiol Clin 2003 Aug; 21(3): 315-25

18 Is C-reactive protein specific for vascular disease in women? Rifai N, Buring JE, Lee IM, Manson JE, Ridker PM Ann Intern Med 2002 Apr 2; 136(7): 529-33

19 Relation between a diet with a high glycemic load and plasma concentrations of high-sensitivity C-reactive protein in middle-aged women. Liu S, Manson JE, Buring JE, Stampfer MJ, Willett WC, Ridker PM, Am J Clin Nutr 2002 Mar; 75(3): 492-8

20 Cardiovascular disease resulting from a diet and lifestyle at odds with our Paleolithic genome: how to become a 21st-century hunter-gatherer. O'Keefe JH Jr, Cordain L, Mayo Clin Proc 2004 Jan; 79(1): 101-8

21 The questionable wisdom of a low-fat diet and cholesterol reduction. Atrens DM, Soc Sci Med 1994 Aug; 39(3): 433-47

22 Eingabe «Atkins« in der Internetsuchmaschine http://www.google.de, Zugriff: 01.05.2005

23 Diät-Revolution. Der kalorienreiche Weg zu gesunder Schönheit. Atkins R (2001), Frankfurt am Main: Fischer

24 Excess dietary protein can adversely affect bone, Barzel US, Massey LK, J Nutr 1998 Jun; 128(6): 1051-3

25 Fruit and vegetable intakes are an independent predictor of bone size in early pubertal children, Tylavsky FA, Holliday K, Danish R, Womack C, Norwood J, Carbone L, Am J Clin Nutr 2004 Feb; 79(2): 311-7

26 Fruit and vegetable consumption and bone mineral density: the Northern Ireland Young Hearts Project, McGartland CP, Robson PJ, Murray LJ, Cran GW, Savage MJ, Watkins DC, Rooney MM, Boreham CA, Am J Clin Nutr 2004 Oct; 80(4): 1019-23

27 Dietary influences on bone mass and bone metabolism: further evidence of a positive link between fruit and vegetable consumption and bone health? New SA, Robins SP, Campbell MK, Martin JC, Garton MJ, Bolton-Smith C, Grubb DA, Lee SJ, Reid DM, Am J Clin Nutr 2000 Jan; 71(1): 142-51

Die Anti-Cholesterin-Kampagne

1 http://www.lipid-liga.de/inhalt/ratgeberfuereltern.htm#jugchol, Zugriff 10.06.2004

2 Die Krankheitserfinder. Wie wir zu Patienten gemacht werden. Blech, J. (2004), Frankfurt am Main: S. Fischer

3 Breastmilk feeding and lipoprotein profile in adolescents born preterm: follow-up of a prospective randomised study, Singhal A, Cole TJ, Fewtrell M, Lucas A Lancet 2004 May 15; 363(9421): 1571-8

4 Cholesterol non-consensus in primary prevention of coronary heart disease. Methodologic problems in the interpretation of epidemiologic studies, Berger M, Z Kardiol 1993 Jul; 82(7): 399-405

5 Comments on the Report of the 2005 Dietary Guidelines Advisory Committee. Fallon S, Enig M, Sanda B, 27. September 2004

6 Dietary cholesterol and atherosclerosis. McNamara DJ, Biochim Biophys Acta 2000 Dec 15; 1529(1-3): 310-20

7 Dietary cholesterol and the optimal diet for reducing risk of atherosclerosis. McNamara DJ

Can J Cardiol 1995 Oct; 11 Suppl G: 123G-126G

8 Intake of fatty acids and risk of coronary heart disease in a cohort of Finnish men. The Alpha-Tocopherol, Beta-Carotene Cancer Prevention Study. Pietinen P, Ascherio A, Korhonen P, Hartman AM, Willett WC, Albanes D, Virtamo J Am J Epidemiol 1997 May 15; 145(10): 876-87

9 Das Optimum. Die Sears Diät. Sears, Barry (1999), München, Düsseldorf: Econ

10 Nutritional factors on longevity and quality of life in Japan, Shibata H J Nutr Health Aging 2001; 5(2): 97-102

11 Serum cholesterol concentration and death from suicide in men: Paris prospective study I, Zureik M, Courbon D, Ducimetiere P BMJ 1996; 313: 649-651

12 Total serum cholesterol in relation to psychological correlates in parasuicide, Garland M, Hickey D, Corvin A, Golden J, Fitzpatrick P, Cunningham S, Walsh N, Br J Psychiatry 2000 July 1; 177(1): 77-83

13 Low serum cholesterol and suicidal behavior, Kunugi H, Nippon Rinsho 2001 Aug; 59(8): 1599-604

14 Atherosclerosis in the Masai, Mann GV, Spoerry A, Gray M, Jarashow D, Am J Epidemiol 1972 Jan; 95(1): 26-37

15 The Cholesterol Myths, zitiert nach Ravnskov

16 Skandal Herzinfarkt. Die Hintergründe einer Epidemie und der Strophanthin – Streit. Zitiert nach Schmidsberger, Peter (1975), Schulz RS, Percha

17 Erste Langzeitdaten zur Statin-Therapie bei Kindern, Ärzte Zeitung vom 10.12.2003

18 Egg consumption and coronary heart Disease: an epidemiologic overview, Kritchevsky SB, Kritchevsky DJ Am Coll Nutr 2000 Oct; 19(5 Suppl): 549S-555S

19 A prospective study of egg consumption and risk of cardiovascular disease in men and women, Hu FB, Stampfer MJ, Rimm EB, Manson JE, Ascherio A, Colditz GA, Rosner BA, Spiegelman D, Speizer FE, Sacks FM, Hennekens CH, Willett WC, JAMA 1999 Apr 21; 281(15): 1387-94

20 Nourishing Traditions: The Cookbook that Challenges, Politically Correct Nutrition and the Diet Dictocrats, Fallon S, Enig MG (1999) (übersetzt), New Trends Publishing, Inc.

21 Trans fatty acids in adipose tissue and the food supply are associated with myocardial infarction, Clifton PM, Keogh JB, Noakes M, Nutr 2004 Apr; 134(4): 874-9

22 Trans-unsaturated fatty acids and acrylamide in food as potential atherosclerosis progression factors. Based on own studies., Naruszewicz M, Daniewski M, Nowicka G, Kozlowska-Wojciechowska M, Acta Microbiol Pol 2003; 52 Suppl: 75-81

23 Dietary intake of trans fatty acids and systemic inflammation in women, Mozaffarian D, Pischon T, Hankinson SE, Rifai N, Joshipura K, Willett WC, Rimm EB, Am J Clin Nutr 2004 Apr; 79(4): 606-12

24 Influence of trans Fatty acids on health. Stender S, Dyerberg J, Ann Nutr Metab 2004; 48(2): 61-6 (Epub 2003 Dec 16)

25 Regular egg consumption does not increase the risk of stroke and cardiovascular diseases. Qureshi AI, Suri MFK, Ahmde S, Nasar A, Divani AA, Kirmani JF. Med Sci Monit 2007; 13(1):CR1-8

Fett + Eiweiß = schlanke Hüften

1 Divergent trends in obesity and fat intake patterns: the American paradox. Heini AF, Weinsier RL, Am J Med 1997 Mar; 102(3): 259-64

2 The American paradox: the role of energy-dense fat-reduced food in the increasing prevalence of obesity. Astrup A, Curr Opin Clin Nutr Metab Care 1998 Nov; 1(6): 573-7

3 The influence of different fats and fatty acids on obesity, insulin resistance and inflammation, Bray GA, Lovejoy JC, Smith SR, DeLany JP, Lefevre M, Hwang D, Ryan DH, York DA, J Nutr 2002 Sep; 132(9): 2488-91

4 Dietary Fat and obesity: an unconvincing relation. Willett WC, Am J Clin Nutr 1998; 68: 1149-50

5 Zitat aus: Gesunde Ernährung nach dem State of the Art – »LOGI-Pyramide« soll die Dicken-Epidemie bremsen, Der Kassenarzt 4/2003

6 Dietary fat plays a major role in obesity: no. Willett WC, Obes Rev 2002 May; 3(2): 59-68

7 Dietary fat is not a major determinant of body fat, Willett WC, Leibel RL, Am J Med 2002 Dec 30; 113 (Suppl 9B): 47S-59S

8 Physiologie des Menschen, Schmidt RF, Thews G, Lang F (2000), Berlin/Heidelberg/New York: Springer

9 Eskimos Prove An All Meat Diet. Provides Excellent Health, Stefanson V, Harper's Monthly Magazine 1935 Nov

10 Gout, diet, and the insulin resistance syndrome, Fam AG, J Rheumatol 2002 Jul; 29(7): 1350-5

11 Hyperuricemia and insulin resistance, Vuorinen-Markkola H, Yki-Jarvinen H, J Clin Endocrinol Metab 1994 Jan; 78(1): 25-9

12 Incidence and risk factors for gout in white men, Roubenoff R, Klag MJ, Mead LA, Liang KY, Seidler AJ, Hochberg MC, JAMA 1991 Dec 4; 266(21): 3004-7

13 Changes in renal function during weight loss induced by high vs low-protein low-fat diets in overweight subjects. Skov AR, Toubro S, Bulow J, Krabbe K, Parving HH, Astrup A, Int J Obes Relat Metab Disord 1999 Nov; 23(11): 1170-7

14 Do regular high protein diets have potential health risks on kidney function in athletes? Poortmans JR, Dellalieux O, Int J Sport Nutr Exerc Metab 2000 Mar; 10(1): 28-38

15 Effects of a high protein intake on renal acid excretion in bodybuilders. Manz F, Remer T, Decher-Spliethoff E, Hohler M, Kersting M, Kunz C, Lausen B, Z Ernährungswiss 1995 Mar; 34(1): 10-5

16 Glücklich und Schlank. Mit viel Eiweiß und dem richtigen Fett. Die LOGI-Methode in Theorie und Küche. Worm, Nicolai (2003), Lünen: systemed

17 A call for higher standards of evidence for dietary guidelines. Marantz PR, Bird ED, Alderman MH. Am J Prev Med 2008.

Wenn Fett, dann richtig!

1 Comments on the Report of the 2005 Dietary Guidelines Advisory Committee, Fallon S, Enig M, Sanda B, 27. September 2004.

2 Essential fatty acids in health and chronic disease

Simopoulos AP, Am J Clin Nutr. 1999 Sep; 70 (3 Suppl): 560S-569S

3 The importance of the ratio of omega-6/omega-3 essential fatty acids. Simopoulos AP, Biomed Pharmacother 2002 Oct; 56(8): 365-79

4 Evolutionary aspects of omega-3 fatty acids in the food supply. Prostaglandins Leukot Essent Fatty Acids, Simopoulos AP, 1999 May-Jun; 60(5-6): 421-9

5 n-3 fatty acids and human health: defining strategies for public policy, Simopoulos AP, Lipids 2001; 36 Suppl: S83-9

6 Essential fatty acids and the brain, Haag M, Can J Psychiatry 2003 Apr; 48(3): 195-203

7 Optimal diets for prevention of coronary heart disease

Hu FB, Willett WC, JAMA 2002 Nov 27; 288(20): 2569-78

8 New products from the agri-food industry: the return of n-3 fatty acids into the food supply. Simopoulos AP, Lipids 1999; 34 Suppl: S297-301

9 Beyond the Mediterranean diet: the role of omega-3 Fatty acids in the prevention of coronary heart disease, Harper CR, Jacobson TA, Prev Cardiol 2003 Summer; 6(3): 136-46

10 Omega 3 fatty acids and cardiovascular disease—fishing for a natural treatment, Din JN, Newby DE, Flapan AD, BMJ Jan 2004; 328: 30-35

11 Fish oils and cardiovascular disease, Prichard BNC, Smith CCT, Ling KLE, Betteridge DJ, BMJ Apr 1995; 310: 819-820

12 Consumption of fish and fish oils and decreased risk of stroke, Skerrett PJ, Hennekens CH, Prev Cardiol 2003 Winter; 6(1): 38-41

13 Ich esse, um abzunehmen. Die Montignac Methode speziell für Frauen. Montignac, M(1994), Offenburg: Artulen

14 The French Paradox: Lessons for other countries. Ferrieres J, Heart 2004; 90: 107-111

15 The Mediterranean diet revisited—towards resolving the (French) paradox. Yarnell JWG, Evans AE Q J Med 2000; 93: 783-785

16 The Questionable Role of Saturated and Polyunsaturated Fatty Acids in Cardiovascular Disease, Ravnskov U, Clin Epidemiol 1998 Jun; 51(6): 443-60

17 Dietary fat intake and risk of stroke: Allegations about dietary fat are unfounded. Ravnskov U, BMJ 2003 Dec; 327: 1348-b

18 Dietary fat and risk of coronary heart disease in men: cohort follow up study in the United States. Ascherio A, Rimm EB, Giovannucci EL, Spiegelman D, Stampfer M, Willett WC, BMJ 1996 Jul; 313: 84-90

Mit LOGI(k) geht's voran

1 Interview mit Walter C. Willett in Harvard Public Health NOW. Nutrition book author «Willett rebuilds USDA food pyramid«, 24.08.2001

2 Dietary Guidelines for Americans 2005, US Department of Health and Human Services, US Department of Agriculture

3 Glücklich und Schlank. Mit viel Eiweiß und dem richtigen Fett. Die LOGI-Methode in Theorie und Küche, Worm, Nicolai (2003), Lünen: systemed

Low-Carb – dramatische Wende?

1 Low-Carb-Boom – Wespentaille dank Rinderhüften, aus http://www.spiegel.de/wirtschaft/0,1518,286106,00.html, Zugriff: 01.05.2004

2 Low-Carb-Diät: Volksbewegung, Wirtschafts Woche 13/2004

3 Diät-Rausch – so nimmt Amerika ab, Hamburger Blatt vom 10.04.2004

4 Bäcker fürchten neuen Diättrend, Süddeutsche Zeitung vom 22.09.2004

5 Amerikaner haben fette Diäten satt, Focus 32 vom 2.08.2004

6 Excess deaths associated with underweight, overweight, and obesity, Flegal KM, JAMA 2005 Apr 20; 29: 1861-7

7 Years of life lost due to obesity, Fontaine KR, JAMA 2003 Jan 8; 289(2): 187-93

8 Cause-Specific excess deaths associated with underweight, overweight and obesity. Flegal KM, Graubard BI, Williamson DF et al. JAMA 2007; 298(17): 2028-2037

Licht am Ende des Diäten-Tunnels

1 Die GLYX-Diät. Abnehmen mit Glückgefühlen. Grillparzer, Marion (2003), München: Gräfe & Unzer

2 Original Haysche Trenn-Kost, Walb L, Heintze T (1991), Ulm: Karl F. Haug

3 Diät-Revolution. Der kalorienreiche Weg zu gesunder Schönheit. Atkins R (2001), Frankfurt am Main: Fischer

4 Die South Beach Diät. Die Sensationsdiät aus Amerika. Agatson A (2001), München: Knaur

5 Glücklich und Schlank. Mit viel Eiweiß und dem richtigen Fett. Die LOGI-Methode in Theorie und Küche, Worm, Nicolai (2003), Lünen: systemed.

6 The Paleo Diet. Lose Weight and get healthy by eating the food you were designed to eat. Cordain L (2002) Hoboken: John Wiley & Sons Inc.

Raum für Ihre Notizen

LOGI-Methode

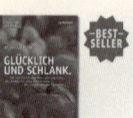

Glücklich und schlank.
Mit viel Eiweiß und dem richtigen Fett.
Das komplette LOGI-Basiswissen.
Mit umfangreichem Rezeptteil.
Dr. Nicolai Worm
978-3-927372-26-9   **19,90 €**

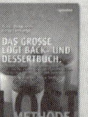

Das große LOGI-Fischkochbuch.
Köstliche Gerichte mit Fisch und Meeresfrüchten aus heimischen Gewässern und aus aller Welt.
Susanne Thiel | Anna Fischer
978-3-942772-07-5   **19,99 €**

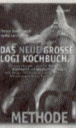

Das neue große LOGI-Kochbuch.
120 neue Rezepte – auch für Desserts, Backwaren und vegetarische Küche.
Jede Menge LOGI-Tricks und die klügsten Alternativen zu Pizza, Pommes und Pasta.
Franca Mangiameli | Heike Lemberger
978-3-927372-44-3   **19,95 €**

Bestellen Sie dire
beim Verlag.

Versandkostenfre
Lieferung.

Alle erschienenen
Bücher sind sofor
lieferbar.

Fett Guide.
Wie viel Fett ist gesund? Welches Fett wofür? Tabellen mit über 500 Lebensmitteln, bewertet nach ihrem Fettgehalt und ihrer Fettqualität.
Heike Lemberger
Ulrike Gonder | Dr. Nicolai Worm
978-3-942772-09-9   **9,9**

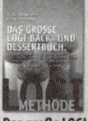

Das große LOGI-Kochbuch.
120 raffinierte Rezepte zur Ernährungsrevolution von Dr. Nicolai Worm.
Mit exklusiven LOGI-Kompositionen der Spitzenköche Alfons Schuhbeck, Vincent Klink, Ralf Zacherl, Christian Henze und Andreas Gerlach.
Franca Mangiameli
978-3-927372-29-0   **19,95 €**

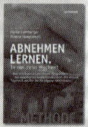

Das große LOGI-Back- und Dessertbuch.
Über 100 raffinierte Dessertrezepte, die Sie niemals für möglich gehalten hätten. So macht Leben nach LOGI noch mehr Spaß!
Mit ausführlichem Stevia-Extrakapitel.
Franca Mangiameli | Heike Lemberger
978-3-927372-66-5   **19,95 €**

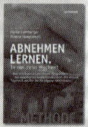

**Abnehmen lernen.
In nur zehn Wochen!**
Das intelligente LOGI-Power-Programm zur dauerhaften Gewichtsreduktion.
Mit diesem Tagebuch werden Sie Ihr eigener LOGI-Coach!
Heike Lemberger | Franca Mangiameli
978-3-927372-46-7   **18,95 €**

LOGI-Guide.
Tabellen mit über 500 Lebensmittel bewertet nach ihrem glykämischer und ihrer glykämischen Last.
Franca Mangiameli
Dr. Nicolai Worm | Andra Knauer
978-3-942772-02-0   **6,9**

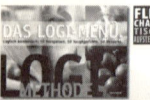

LOGI durch den Tag.
Kombinieren Sie Ihren LOGI-Abnehmplan aus 50 Frühstücken, 50 Mittagessen und 50 Abendessen. Maximale Sättigung mit weniger als 1.600 Kalorien und 80 Gramm Kohlenhydraten pro Tag!
Franca Mangiameli
978-3-927372-79-5   **29,95 €**

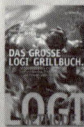

Das große LOGI-Grillbuch.
120 heiß geliebte Grillrezepte rund um Gemüse, Fisch und Fleisch.
Ein Fest für LOGI-Freunde.
Heike Lemberger | Franca Mangiameli
978-3-942772-12-9   **19,99 €**

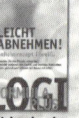

**Leicht abnehmen!
Geheimrezept Eiweiß.**
Gewicht verlieren mit Eiweiß und Formula-Mahlzeiten. Und dann: gesund und schlank auf Dauer mit LOGI.
Dr. Hardy Walle | Dr. Nicolai Worm
978-3-927372-39-9   **19,95 €**

Die LOGI-Kochkarten.
Die besten LOGI-Rezepte.
Einfallsreich, einfach, preiswert.
978-3-927372-45-0   **17,9**

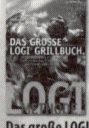

Die LOGI-Akademie.
LOGI lehren – LOGI verstehen.
Ein Leitfaden zur Patientenschulung und zum Selbststudium.
Franca Mangiameli
978-3-927372-59-7   **48,00 €**

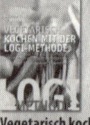

Vegetarisch kochen mit der LOGI-Methode.
LOGI ohne Fisch und Fleisch?
Na klar! 80 innovative und kreative LOGI-Veggie-Rezepte.
Wenige Kohlenhydrate – glutenfrei!
Susanne Thiel | Dr. Nicolai Worm
978-3-927372-80-1   **19,95 €**

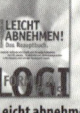

**Leicht abnehmen!
Das Rezeptbuch.**
Gewicht verlieren mit Eiweiß und Formula-Mahlzeiten. Und für danach: 70 einfache und abwechslungsreiche LOGI-Rezepte.
Dr. Hardy Walle
978-3-927372-40-5   **12,95 €**

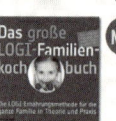

Das große LOGI-Familienkochbuch.
Die LOGI-Ernährungsmethode für di ganze Familie in Theorie und Praxis.
Mit 100 tollen Rezepten, die auch Kii schmecken.
Marianne Botta | Dr. Nicolai Worm
978-3-927372-96-2   **19,9**

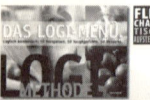

Das LOGI-Menü.
Logisch kombiniert: 50 Vorspeisen, 50 Hauptgerichte, 50 Desserts.
Franca Mangiameli
978-3-927372-60-3   **29,95 €**

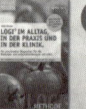

LOGI im Alltag, in der Praxis und in der Klinik.
Andra Knauer
978-3-942772-31-0   **8,99 €**

GI/Gesundheit

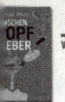

...chenstopfleber.
...armlose Volkskrankheit
...er.
...ai Worm
...27372-78-8 **19,99 €**

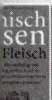

...ch Essen mit Fleisch.
...eitschrift über nachhaltige und
...e Ernährung mit Fleisch und
...sverständnisse und Risiken einer
...vegetarischen und veganen
...weise.
...Keith | Ulrike Gonder
...927372-87-0 **14,99 €**

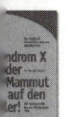

**...ndrom X
...der
...ammut
...auf den
...er!**

**...rom X oder
...lammut auf den Teller!**
...einzeitdiät aus der Wohlstandsfalle.
...olai Worm
...927372-23-8 **19,90 €**

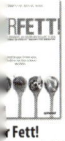

...r Fett!
...n wir mehr Fett brauchen, um
...d und schlank zu sein.
...Gonder | Dr. Nicolai Worm
...927372-54-2 **19,95 €**

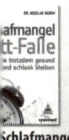

...chlafmangel-Fett-Falle.
...chter Schlaf macht dick und krank.
...le trotzdem gesund und schlank
...en.
...colai Worm
...927372-94-8 **14,95 €**

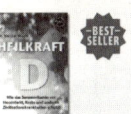

Heilkraft D.
Wie das Sonnenvitamin vor Herzinfarkt, Krebs und anderen Zivilisationskrankheiten schützt.
Dr. Nicolai Worm
978-3-927372-47-4 **15,95 €**

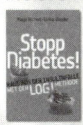

Stopp Diabetes!
Raus aus der Insulinfalle dank
der LOGI-Methode.
Katja Richert | Ulrike Gonder
978-3-927372-56-6 **16,95 €**

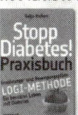

**Stopp Diabetes!
Praxisbuch.**
Ernährungs- und Bewegungspläne.
LOGI-Methode.
Ein besseres Leben mit Diabetes.
Katja Richert
978-3-942772-08-2 **16,99 €**

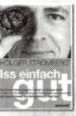

Iss einfach gut.
Das Prinzip Nahrungskette – einfach und
pragmatisch erklärt vom Koch der
deutschen Fußballnationalmannschaft.
Holger Stromberg
978-3-942772-28-0 **18,99 €**

auch erhältlich in Luxusausführung
(mit Poster, mit Moleskine Gummi und
Kalender als Poster)
978-3-942772-50-1 **24,99 €**

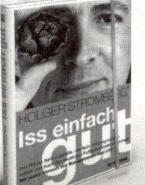

**Das angesagte, neue Ernährungsthema im
systemed Verlag: Gezielt essen bei Krebserkrankungen, Alzheimer und Demenz mit
ketogener Ernährung.**

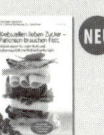

**Krebszellen lieben Zucker –
Patienten brauchen Fett.**
Gezielt essen für mehr Kraft und
Lebensqualität bei Krebserkrankungen.
Prof. Ulrike Kämmerer
Dr. Christina Schlatterer | Dr. Gerd Knoll
978-3-927372-90-0 **24,99 €**

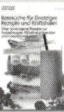

**Ketoküche für Einsteiger:
Rezepte und Kraftshakes.**
Über 50 ketogene Rezepte
zur Krebstherapie, Alzheimerprävention
und Gewichtsreduktion.
Ulrike Gonder | Andra Knauer
978-3-942772-42-6 **12,99 €**

Kokosöl (nicht nur) fürs Hirn!
Wie das Fett der Kokosnuss helfen kann,
gesund zu bleiben und das Gehirn
vor Alzheimer und anderen Schäden zu
schützen.
Ulrike Gonder
978-3-942772-38-9 **5,99 €**

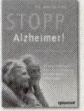

Stopp Alzheimer!
Wie Demenz vermieden und behandelt
werden kann.
Dr. Bruce Fife
978-3-942772-26-6 **24,99 €**

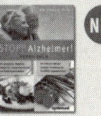

**Stopp Alzheimer!
Praxisbuch.**
Wie Demenz vermieden und behandelt
werden kann.
Dr. Bruce Fife
978-3-942772-27-3 **12,99 €**

Das Beste aus der Kokosnuss.
Natives Bio-Kokosöl und Bio-Kokosmehl.
Ulrike Gonder
978-3-942772-56-3 **4,99 €**

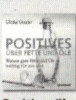

Positives über Fette und Öle.
Warum gute Fette und Öle so wichtig für
uns sind.
Ulrike Gonder
978-3-942772-57-0 **4,99 €**

Alle 3 Broschüren im Paket
978-3-942772-55-6 **12,00 €**

---

www.systemed.de

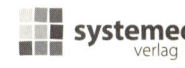

Yoga/Achtsamkeit

Brahmadev Marcel Anders-Hoepgen ist eine der einflussreichsten Persönlichkeiten im Sampoorna Yoga. Bei systemed erscheinen seine Lehrmaterialien in Buchform, auf DVD und auf CD.

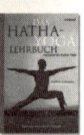

Das Hatha Yoga Lehrbuch.
Sampoorna Hatha Yoga, Perfektion in Bewegung. Die 150 schönsten Übungen.
Marcel Anders-Hoepgen
978-3-927372-53-5 **29,95 €**

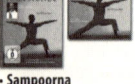

· **Sampoorna Hatha Yoga Stunde** (DVD)
978-3-927372-64-1 **17,95 €**
· **Sampoorna Hatha Yoga Stunde** (CD)
978-3-927372-65-8 **14,95 €**

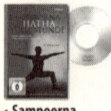

· **Sampoorna Hatha Yoga Stunde Stufe 2** (DVD)
978-3-942772-04-4 **17,95 €**

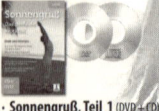

· **Sonnengruß, Teil 1** (DVD + CD)
Das perfekte Workout
978-3-927372-77-1 **16,95 €**

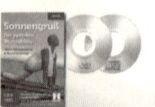

· **Sonnengruß, Teil 2** (DVD + CD)
Der perfekte Stressabbau
978-3-927372-97-9 **16,95 €**

Nada-Yoga-Musik-Reihe
· **Shanti** (CD)
978-3-942772-29-7 **12,99 €**
· **Gelassenheit** (CD)
978-3-942772-15-0 **12,99 €**
· **Eternal OM** (CD)
978-3-942772-16-7 **12,99 €**
· **Runterkommen** (CD)
978-3-942772-17-4 **12,99 €**

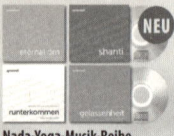
NEU

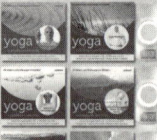

· **Augenentspannung** (CD)
978-3-927372-71-9 **8,95 €**
· **Gleichgewicht** (CD)
978-3-927372-72-6 **8,95 €**
· **Nackenentspannung** (CD)
978-3-927372-70-2 **8,95 €**
· **Oberen Rücken stärken** (CD)
978-3-927372-73-3 **8,95 €**
· **Unteren Rücken stärken** (CD)
978-3-927372-74-0 **8,95 €**
· **Bauchmuskulatur stärken** (CD)
978-3-927372-75-7 **8,95 €**

NEU

· **Besser schlafen.** (CD)
Entspannung für die Nacht.
978-3-942772-25-9 **12,99 €**
· **Gut schlafen.** (CD)
Entspannung für die Nacht.
978-3-927372-62-7 **9,95 €**
· **Kraft tanken.** (CD)
Entspannung für den Tag.
978-3-927372-61-0 **9,95 €**

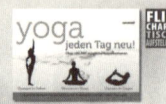
FLIP CHART TISCH AUFSTELLER

Yoga: Jeden Tag neu!
Über 100.000 mögliche Kombinationen für Übungseinheiten à 5 bis 10 Minuten.
Marcel Anders-Hoepgen
978-3-927372-69-6 **28,00 €**

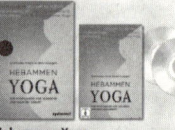

Hebammen Yoga
Übungen zur Geburtsvorbereitung und Rückbildung. Inkl. Mantra-Audio-CD.
Marcel Anders-Hoepgen
978-3-927372-99-3 **19,99 €**

· **Hebammen Yoga** (Doppel-DVD)
Übungen zur Geburtsvorbereitung und Rückbildung.
978-3-942772-03-7 **16,95 €**

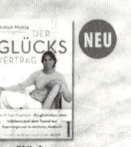
NEU

Der Glücksvertrag
Das 21-Tage-Programm. Ein glückliches Leben in Balance dank einer Formel aus Psychologie und fernöstlicher Heilkunst.
Inklusive DVD.
Ashish Mehta | Gela Brüggemann
978-3-942772-14-3 **19,99 €**

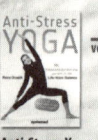
ERSCHEINT MAI 2013
VORBESTELLBAR AB SOFORT!

Anti-Stress-Yoga.
Mit Yoga und Ernährung zurück in die Life-Work-Balance.
Petra Orzech
978-3-942772-46-4 **19,99 €**

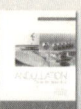

Andullation Quelle der Gesundheit
Einfache Wege gesund zu werden und zu bleiben
Birgit Frohn | Prof. Dr. Roland Stutz
978-3-942772-20-4 **18,9**

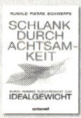

Schlank durch Achtsamke
Durch inneres Gleichgewicht zum Idealgewicht
Ronald Pierre Schweppe
978-3-942772-00-6 **14,9**

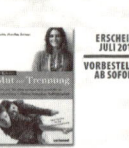
NEU

Achtsam abnehmen – 33 Methoden für jeden Ta
Ronald Pierre Schweppe
978-3-942772-30-3 **12,9**

ERSCHEINT JULI 2013
VORBESTELL AB SOFORT

Mut zur Trennung.
Plädoyer für eine mutige und produktive Entscheidung – Kinder brauchen Aufrichtigkeit.
Jutta Martha Beiner
978-3-942772-47-1 **15,99**

Mehr Infos zum Programm, zu den Autoren und zu weiteren Neuerscheinungen finden S im Internet auf www.systemed.de.

GI/Gesundheit

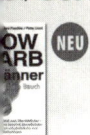

NEU

arb für Männer.
nn – (k)ein Bauch.
übersichtlicher – mit komplett
ter Kohlenhydrattabelle
schlagen.
Plaschka | Petra Linné
2772-52-5   **15,99 €**

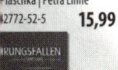

**ährungsfallen
d wie sie mit Low-Carb
meiden sind.**
ischen Alltagssituationen
ro und Freizeit
nkaufsführer im Supermarkt
usführlichem Restaurant-Guide
Plaschka | Petra Linné
27372-55-9   **15,95 €**

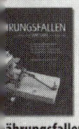

**Kohlenhyrate –
hte Kohlenhydrate**
verlieren und Energie tanken
Plaschka | Petra Linné
27372-81-8   **12,95 €**

oris Taschenbücher

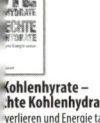

NEU

er verdaulich.
s die Ernährungsindustrie
und krank macht.
Neill
942772-40-2   **12,95 €**

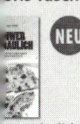

NEU

Kohlenhydratkartell.
e Diätkatastrophe, die finstersten
nschaften der Zuckerlobby und
us dem Diätendschungel..
l Opoku-Afari
942772-39-6   **12,95 €**

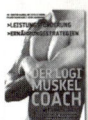

**ERSCHEINT
SEPTEMBER 2013
VORBESTELLBAR
AB SOFORT!**

Der LOGI-Muskel-Coach.
Die ultimative Sporternährung für
Muskelaufbau und Ausdauertraining.
Dr. Torsten Albers | Dr. Nicolai Worm
Heike Lemberger | Franca Mangiameli
978-3-942772-13-6   **19,99 €**

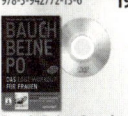

**Bauch, Beine, Po – das
LOGI-Workout für Frauen.** (DVD)
Inklusive ausführlichem Booklet.
Matthias Maier | Dr. Nicolai Worm
978-3-927372-98-6   **14,95 €**

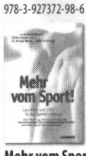

Mehr vom Sport!
Low-Carb und LOGI in der
Sporternährung.
Unter Mitwirkung zahlreicher
Spitzensportler: Boxweltmeister Felix
Sturm, Schwimmprofi Mark Warnecke,
Leichtathlet Danny Ecker und viele mehr.
Clifford Opoku-Afari | Dr. Nicolai Worm
Heike Lemberger
978-3-927372-41-2   **19,95 €**

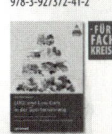

**FÜR
FACH
KREISE**

**LOGI und Low Carb
in der Sporternährung.**
Glykämischer Index und glykämische
Last – Einfluss auf Gesundheit
und körperliche Leistungsfähigkeit.
Jan Prinzhausen
978-3-927372-30-6   **24,90 €**

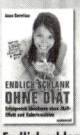

NEU

Endlich schlank ohne Diät
Erfolgreich abnehmen ohne JOJO-Effekt
und Kalorienzählen - nach dem
LOGI-Erfolgsprinzip von Dr. Nicolai Worm.
Anna Cavelius
978-3-942772-10-5   **9,99 €**

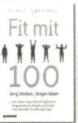

**Fit mit
100**
Jung bleiben, länger leben

Fit mit 100
Jung bleiben, länger leben
· Ein Leben lang schlank & glücklich
· Programme für Körper und Seele
· 100 wertvolle Ernährungstipps
Klaus Oberbeil
978-3-927372-93-1   **14,99 €**

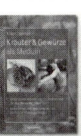

Kräuter & Gewürze als Medizin
· Gesund und schlank mit Vitalkräften aus
der Apotheke der Natur.
Klaus Oberbeil
978-3-927372-92-4   **19,95 €**

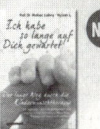

NEU

**Ich habe so lange
auf Dich gewartet!**
Der lange Weg durch die Kinderwunsch-
therapie. Ein Tagebuch – ärztlich
kommentiert und ergänzt – über
Hoffnungen, Misserfolge, Wegbegleiter
und das Wunschkind.
Prof. Dr. Michael Ludwig | Maileen L.
978-3-942772-11-2   **15,99 €**

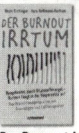

Der Burnout-Irrtum
Ausgebrannt durch Vitalstoffmangel –
Burnout fängt in der Körperzelle an!
Das Präventionsprogramm mit
Praxistipps und Fallbeispielen.
Uschi Eichinger | Kyra Hoffmann
978-3-942772-06-8   **19,99 €**

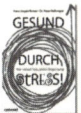

**GESUND
DURCH
STRESS!**

Gesund durch Stress!
Wer reizvoll lebt, bleibt länger jung!
Hans-Jürgen Richter | Dr. Peter Heilmeyer
978-3-927372-42-9   **15,95 €**

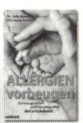

Allergien vorbeugen.
Schwangerschaft und Säuglingsalter
sind entscheidend!
Dr. Imke Reese | Christiane Schäfer
978-3-927372-50-4   **14,95 €**

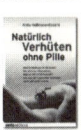

Natürlich verhüten ohne Pille.
Welche Methode ist die beste?
Alle sicheren Alternativen. Was tun bei
Kinderwunsch? Wie man die natürlichen
Techniken rasch und sicher erlernt.
Anita Heßmann-Kosaris
978-3-927372-63-4   **14,95 €**

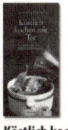

Köstlich kochen mit Tee.
Einfache und inspirierende Rezepte.
Tanja und Harry Bischof
978-3-927372-67-2   **18,95 €**

Yes, I can!
Erfolgreich schlank in 365 Schritten.
Dr. Ilona Bürgel
978-3-927372-51-1   **15,00 €**

systemed Verlag
Kastanienstraße 10
D-44534 Lünen
Telefon: 02306 63934
Fax: 02306 61460
faltin@systemed.de

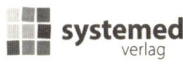

systemed verlag

Impressum. © 2013 unveränderte Taschenbuchauflage der Originalausgabe »Das Kohlenhydratkartell« mit aktualisiertem Vorwort.

© 2008–2013 systemed Verlag, Lünen. Alle Rechte vorbehalten. Nachdruck, auch auszugsweise, sowie Verbreitung durch Film, Funk und Fernsehen, durch fotomechanische Wiedergabe, Tonträger und Datenverarbeitungssysteme jeglicher Art nur mit schriftlicher Genehmigung des Verlages.

Hinweis: Alle Informationen und Hinweise, die in diesem Buch enthalten sind, wurden von den Autoren nach bestem Wissen erarbeitet und von ihnen und dem Verlag mit größtmöglicher Sorgfalt überprüft. Unter Berücksichtigung des Produkthaftungsrechts müssen wir allerdings darauf hinweisen, dass inhaltliche Fehler und Auslassungen nicht völlig auszuschließen sind. Für etwaige fehlerhafte Angaben können die Autoren, Verlag und Verlagsmitarbeiter keinerlei Verpflichtung und Haftung übernehmen. Korrekturhinweise sind jederzeit willkommen und werden gerne berücksichtigt.

Redaktion: systemed Verlag, Lünen
systemed GmbH, Kastanienstr. 10,
44534 Lünen

Satz und Cover: A flock of sheep, Lübeck
Umschlagkonzept: Guter Punkt, München

Druck: Druckerei C.H.Beck, Nördlingen

ISBN: 978-3-942772-39-6

3. Auflage

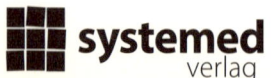